Dr Joseph PERRIN

Ancien Prosecteur de l'École de Médecine,
Ex-Interne des Hôpitaux de Grenoble.

Essai

sur la valeur séméiologique

du Choc en Dôme

dans le diagnostic

de l'insuffisance aortique

LYON. — IMP. A. REY

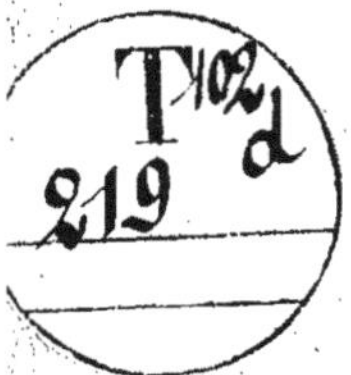

ESSAI

Sur la valeur séméiologique

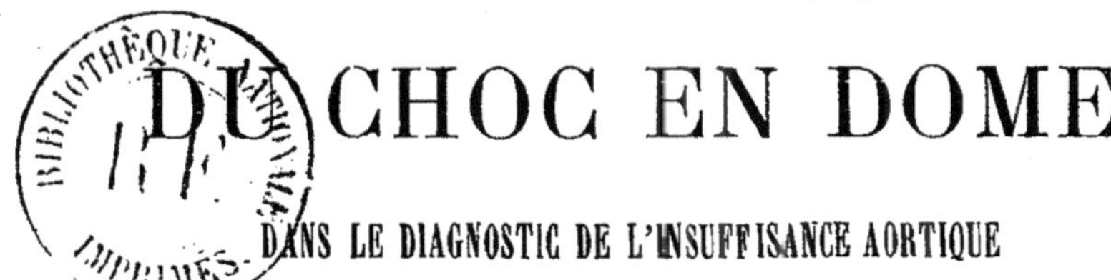

DU CHOC EN DOME

DANS LE DIAGNOSTIC DE L'INSUFFISANCE AORTIQUE

ESSAI

Sur la valeur séméiologique

DU

CHOC EN DOME

DANS LE DIAGNOSTIC DE L'INSUFFISANCE AORTIQUE

PAR

Le Dr Joseph PERRIN

Ancien Prosecteur de l'Eccle de Médecine,
Ex-Interne des Hôpitaux de Grenoble.

———◆———

LYON

A. REY & Cie, IMPRIMEURS-ÉDITEURS DE L'UNIVERSITÉ
4, RUE GENTIL, 4
—
1902

Aux maîtres qui dirigèrent mes études secondaires comme à ceux qui m'enseignèrent la médecine, je suis heureux de pouvoir apporter ici un témoignage public de ma reconnaissance. Je dois à la constante sollicitude des uns et des autres tout ce que j'ai appris et c'est pour moi, à la fois, un plaisir et un devoir que de leur dédier ces quelques pages.

Mes hommages vont d'abord à M. le professeur Bondet pour l'honneur qu'il me fait en acceptant la présidence de cette thèse, à M. Mollard, dont la bienveillance et les conseils éclairés ne m'ont jamais fait défaut au cours de ce travail, à MM. Barjon et Cade qui m'ont toujours fait le meilleur accueil.

Que M. le Dr Pierre Merklen veuille bien recevoir aussi l'assurance de ma profonde gratitude pour l'empressement qu'il a mis à m'être utile.

A Grenoble, où je commençais mes études, en 1896, j'ai de la reconnaissance à tous les professeurs de l'École de médecine. M. le directeur Bordier, MM. les professeurs Berlioz, Nicolas et Pégoud m'applanirent les difficultés du début, M. le professeur Allard, auprès de qui je remplis les fonctions de prosecteur, me montra toujours la plus grande sympathie ; je ne saurais trop les en remercier.

A l'hôpital, le contact d'hommes éminents me montra ce que doit être le médecin. Le constant exemple de travail et de dévouement qui me fut donné dans leurs services par MM. les professeurs Porte et Girard, par MM. Berthollet, Cibert, Comte et Perriol, médecins et chirurgiens des hôpi taux, dont je fus successivement l'interne, ne me sera pas moins profitable que leurs excellentes leçons cliniques ; je ne saurais leur rendre de meilleur hommage qu'en mettant mon ambition à les imiter dans la pratique de la médecine.

Je voudrais assurer aussi de mon amitié profonde et dévouée les amis intimes que sont devenus pour moi certains camarades de ces années d'études avec qui je passais tant d'heures agréables ; au moment de les quitter, je ne souhaite qu'une chose, que l'éloignement ne tarisse pas entièrement nos excellentes relations.

J. P.

ESSAI

Sur la valeur séméiologique

DU CHOC EN DOME

DANS LE DIAGNOSTIC DE L'INSUFFISANCE AORTIQUE

INTRODUCTION

I. **Historique**. — De la palpation large avant M. le Professeur
Bard.
Les observations de ce dernier et les
conclusions qu'il en tire.
Les objections qui leur sont faites.
Etat actuel de la question.

II. **Division**. — Du choc en dôme et de sa valeur.

La théorie mécanique créée par Bouillaud était restée
classique dans l'explication des troubles cardiaques,
quand M. le professeur Bard émit une pathogénie nouvelle de l'asystolie. Cette conception substituait aux
notions anciennes l'idée plus moderne et plus biolo-
gique d'une toxi-infection de la fibre cardiaque par les
processus inflammatoires et l'amenait dès 1892, à
porter son attention sur la palpation du cœur.

Avant lui ce mode d'examen est à peine signalé par
Laennec, et il faut arriver au traité de Voillez (1879) et

à l'opuscule de MM. Lasègue et Grancher (1880) pour en trouver la première description. Peter avait cependant pressenti depuis longtemps l'utilité de ce procédé d'investigation et Maurice Raynaud se déclarait, dès 1868, convaincu de son importance, établissant dès cette époque le parallèle de la palpation et de l'auscultation (article du *Dictionnaire de Jacoud*).

Mais personne n'avait insisté sur la pratique de cette exploration par la main et les renseignements qu'on en avait, tels que la constatation des frémissements et du frottement péricardique, l'appréciation du rythme et la détermination du siège de la pointe, complément naturel et presque instinctif de l'inspection, legs de la constante expérience des anciens, étaient plus vaguement perçus que méthodiquement et scientifiquement appréciés.

Sans doute la pathologie cardiaque avait eu antérieurement recours à la palpation et lui avait emprunté à différentes reprises quelques-uns de ses symptômes physiques. M. le professeur Bondet avait constaté le *claquement sigmoïdien* qui fut décrit depuis par Friedreich et Guttmann et servit à prouver le déplacement en masse du cœur dans certaines pleurésies gauches, M. Tripier avait donné le *retard carotidien* comme signe d'insuffisance aortique, et Potain montre la perception possible par la main du *bruit de galop* qui, sous le stéthoscope, frappe l'oreille dans sa sensibilité tactile générale comme dans sa sensibilité auditive, mais ce n'étaient là que des notions éparses, et l'habitude n'était point prise en clinique médicale de palper le cœur au même titre qu'en obstétrique, depuis Pinard, on palpe l'abdomen gravide au début de tout examen.

On eût pu cependant augurer mieux du sort de la palpation cardiaque en lisant dès 1877, dans la *Revue mensuelle de médecine et de chirurgie*. cette phrase de M. Raymond Tripier : « Il est possible, *la main toute entière* étant appliquée à plat sur la région précordiale, de percevoir parfaitement l'impulsion de la pointe au milieu de la main et d'avoir ainsi une sensation très nette de la systole. »

On le voit, la théorie du palper large est très nettement entrevue, et les idées qu'émettra vingt ans plus tard M. le professeur Bard sont implicitement contenues dans cette étude antérieure.

A ce dernier revient le mérite d'avoir porté la question sur le terrain clinique et d'en avoir tiré, dans une étude remarquable, des conclusions pleines d'intérêt ; à son talent original et fécond nous devons le courant d'opinion qui amena les cliniciens lyonnais à s'occuper de la question.

A la suite de nombreuses observations et grâce à l'habitude qu'il a prise de donner à la main une place prépondérante dans l'examen du cœur, M. le professeur Bard comprend très vite en effet l'importance des données à acquérir par la palpation. Il s'émeut du dédain dont elle est l'objet, essaie de réagir et s'efforce de lui faire en clinique une place importante, un peu analogue à celle que Potain venait de donner à la percussion en signalant, dans une première commmunication au *Lyon médical* du 31 mai 1896, *les données cliniques et signes nouveaux qu'elle est susceptible de fournir*.

Il montre les sensations tactiles capables de renseigner à la fois sur la physiologie pathologique du muscle cardiaque, sur les vibrations produites par l'ondée sanguine dans certaines cardiopathies et sur les variations anormales du choc musculaire. Il insiste sur ce fait, déjà entrevu par Longuet, dans un article de l'*Union médicale* de 1885, que la main donne des renseignements que l'oreille ne saurait fournir, cette dernière accordant une importance trop grande à la statique par rapport à la dynamique fonctionnelle; il conclut ainsi :

« Si l'auscultation lui est supérieure pour constater les lésions orificielles, la palpation l'emporte sur elle pour apprécier la physiologie pathologique du cœur malade, pour reconnaître la modalité des lésions, pour préciser leur diagnostic et pour diriger leur thérapeutique ».

La thèse du Dr Cassan (18 décembre 1896) et une nouvelle communication au *Lyon médical* du 31 janvier 1897 mettent en lumière les idées de l'auteur sur le palper, comme moyen d'investigation des vibrations valvulaires, alors que la thèse de son élève Tauton et la présentation, à sa leçon d'ouverture à l'Université de Genève, de deux malades atteints d'insuffisance aortique montrent toute l'importance qu'il attache à sa méthode et au signe particulièrement bien décrit par lui du *choc en dôme* dans le diagnostic de cette dernière affection.

L'étude, par M. Bard, de ce troisième ordre de faits n'est pas entièrement nouvelle et ses idées rappellent, quoique de loin, les anciennes remarques de Martius sur le choc de la pointe dans la maladie de Corrigan.

Ces descriptions antérieures d'insuffisance aortique, où sont notés un contact plus large de la pointe du cœur avec la paroi thoracique et un choc précordial tellement intense qu'il imprime à la tête de l'observateur qui ausculte un mouvement de propulsion synchrone à la systole ventriculaire nous ont paru devoir être signalées avant d'arriver aux conclusions de M. le professeur Bard.

Au cours de son étude, ce dernier estime :

1° Qu'il existe une modalité spéciale du choc de la pointe, le *choc en dôme*, permettant de faire à elle seule et souvent beaucoup mieux que par l'auscultation le diagnostic d'insuffisance aortique.

2° Que ce symptôme est *facile à constater et constant* ou plus constant qu'aucun autre signe de la même affection, M. Bard l'ayant toujours trouvé.

3° Que sa présence permet de confirmer un diagnostic hésitant de maladie de Corrigan sans souffle, son absence celui de pseudo-insuffisance.

Ces affirmations, d'abord acceptées de tous, donnèrent bientôt lieu à des constatations et discussions intéressantes, et ce sont elles que nous essayerons de reprendre dans ce travail.

La première objection vint de M. Mollard qui, dans une communication du 23 décembre 1900, s'appuie sur deux séries de faits cliniques pour montrer, d'une part, que le choc en dôme a été retrouvé dans diverses cardiopathies autres que l'insuffisance aortique; d'autre part, que l'absence de ce signe n'est pas exceptionnelle dans des insuffisances cliniquement évidentes.

L'évidence clinique n'entraînant pas forcément la conviction *(réponse de M. Bard de la même époque)*, on fut amené à rechercher la preuve anatomique des

faits avancés, et ce fut là le point de départ des dernières discussions sur ce sujet de la Société médicale
des Hôpitaux de Lyon.

M. le professeur Bondet, MM. Chatin, Mollard et Barjon apportant des observations nouvelles ou discutant
des faits ancins à la lumière de symptômes nouveaux
(examens plus récents ou autopsies postérieures) y
prirent une part importante et, confirmant les apprécia-
tions de M. Mollard, conclurent :

1° Que le choc en dôme n'est pas pathognomique
de l'insuffisance aortique et qu'il ne peut avoir plus
que les autres signes de cette affection de prétention à
une absolue infaillibilité ;

2° Que ce symptôme est commun à plusieurs autres
affections cardiaques.

Un nouvel article, dans lequel M. Bard reprenait
point par point toute la discussion, ajouta encore à
la liste des circonstances susceptibles de masquer le
dôme, mais ne réussit guère à montrer ce que voulait
son auteur, l'inanité des objections qui lui étaient
faites. Les idées de M. Bard avaient évolué depuis
1896 et l'on trouvait dans l'ensemble de ses publica-
tions sur le choc en dôme des variations qui permirent
à la discussion de s'égarer sans faire grand progrès
vers une solution.

N'ayant pas retrouvé à la bibliothèque universitaire
le mémoire publié à l'occasion du jubilé de M. le professeur Leyden et où sont consignés des faits relatifs
au cas qui nous occupe, nous terminerons là cet exposé
bibliographique en faisant remarquer que, dans l'impossibilité de conclure, les médecins lyonnais ont dû

sur un point se borner à un dilemme, ce qui est toujours défectueux quand on discute des faits biologiques, mais sans abandonner aucune des idées qu'ils avaient émises au cours de la discussion.

Quoi qu'en pense M. le professeur Bard, la valeur du choc en dôme ou plutôt l'opinion qu'il en avait eue au début paraît sortir de là un peu réduite. Il semble irrationnel de dire comme il le fait que le signe étant mieux connu, sa valeur ne peut être réduite, car les faits qui éclairent un problème tout en le limitant et en le précisant, c'est-à-dire en augment sa valeur scientifique détruisent souvent les idées qu'on avait pu se faire tout d'abord à leur sujet et c'est le cas ici.

A en juger par ce simple exposé, la question présente à côté de son importance propre un intérêt tout particulier d'actualité bien capable de fixer l'attention et qui nous engage à en faire le sujet de notre thèse. Dans les limites où nous maintient forcément notre peu d'expérience nous tâcherons de montrer dans cette étude :

1° Ce qu'est le choc en dôme et comment on le recherche ;

2° Ce que vaut ce symptôme au point de vue clinique dans le diagnostic de l'insuffisance aortique, seul ou en comparaison des signes antérieurement décrits.

CHAPITRE PREMIER

DU CHOC EN DOME

I

L'expression de choc en dôme, dit M. Pierre Merklen, est un terme heureux de M. le professeur Bard pour exprimer la sensation d'un soulèvement de la pointe du cœur plus fort et plus étendu qu'à l'état normal.

L'énergie de l'impulsion cardiaque qui importait peu à Potain est, au contraire, à la base de la nouvelle méthode de M. le professeur Bard et, comme elle, nous est fournie par la palpation ; nous ne saurions mieux faire que de donner les excellents conseils de l'auteur à ce sujet.

Le palper sera fait, dit-il, d'une façon large et à pleine main ; pour cela, le médecin se place le plus souvent à gauche du malade, couché ou assis sur son lit et de sa main gauche explore la région précordiale. Cette façon de faire a l'avantage de laisser à la main droite toute liberté, ce qui lui permet de prendre, au même moment, le pouls carotidien ou de maintenir chez la femme un sein volumineux et gênant l'application complète de la main gauche sur la paroi thoracique. Pour bien sentir il faut, en effet que la *main tout entière* soit pour ainsi dire moulée sur le thorax ; elle sera aussi suffisamment appuyée pour bien prendre contact avec la paroi, sans toutefois l'être trop, ce qui pourrait, par une exagération de la pression, affaiblir la finesse du tact et nuire à la netteté des perceptions. L'inertie musculaire de la main exploratrice sera de plus suffisante pour ne gêner d'aucune façon l'exercice du toucher.

Le choc sera surtout apprécié avec la paume de la main qui donne plus nettement des notions d'ensemble étant plus sensible à cet égard que les extrémités digitales qui fournissent surtout des sensations successives et de détail renseignant mieux sur la forme, la consistance d'un corps ou sur un point précis de sa surface extérieure.

La main ne sera pas non plus appliquée indifféremment sur la paroi thoracique et M. le professeur Bard prend soin de nous indiquer des positions de choix qui permettent l'exploration complète et méthodique du cœur. Pour le début de l'examen et afin d'avoir rapidement une idée d'ensemble, il préconise celle où la main est appliquée transversalement et un peu obliquement en bas et en dedans ; la paume est alors sur la région de la pointe, tandis que les doigts appliqués les uns contre les autres contournent le rebord costal gauche embrassant ainsi la plus grande partie possible de la région préventriculaire.

Les extrémités digitales seront successivement portées en haut sur la ligne mamelonnaire et vers la ligne médiane pour explorer chacune des valvules auriculoventriculaires. La main tout entière sera ensuite portée horizontalement à la base du sternum pour renseigner sur les sigmoïdes et percevoir, s'il y a lieu, les chocs pariétaux de l'aorte. On peut enfin, comme on le fait d'ordinaire, chercher par l'exploration digitale localisée le siège exact des battements de la pointe, mais, une fois ce premier renseignement obtenu, on fera une palpation large et en quelque sorte synthétique, de façon à avoir l'organe dans la main, ce qui est la seule manière capable de bien renseigner.

II

L'exploration des divers points de la paroi thoracique nous a fourni des sensations qu'il faut maintenant analyser et différencier.

Physiologiquement, le premier temps de la révolution cardiaque est un composé de deux éléments, la tension des valvules, la contraction des ventricules qui se traduisent à la main par deux sensations différentes, la vibration pour la première, le choc musculaire pour la seconde.

Une palpation bien faite est susceptible de dissocier ces deux phénomènes dynamiques dont la distinction, dit M. le professeur Bard, est essentielle pour le diagnostic différentiel et assez facile à réaliser. « Le choc musculaire, dit-il, est perçu par la main comme un contact plus ou moins appuyé, de caractères différents

suivant les cas, tantôt légèrement percutant et tantôt
simplement expansif, mais éveillant toujours l'idée
d'une pression en un point ou sur une zone que l'on
peut préciser. Le claquement valvulaire, au contraire,
détermine une vibration de la paroi transmise à distance et que la main perçoit comme telle ; cette vibration présente des foyers de plus ou moins grande intensité, mais son extension est diffuse, elle se perd en
s'atténuant à mesure qu'on s'éloigne de son centre de
production et n'est jamais localisable comme un choc.
La vibration d'une paroi intermédiaire est si bien le
caractère de ce phénomène que, pour peu qu'il soit
intense, on le perçoit presque aussi bien en mettant la
main sur celle d'un aide interposé, qu'au contact im-
médiat de la paroi. » On a des observations où la vibration était ressentie à travers les vêtements du malade,
et le cas relaté par M. le professeur Bard et portant le
numéro 4649 de sa collection (thèse Sylvestre) nous
le montre perçu à six mains interposées.

Dans ces conditions au contraire le choc musculaire
n'est pas perçu ; s'il est très intense, il peut bien soule-
ver deux mains, mais la main supérieure ne perçoit
plus la sensation tactile définie qu'elle percevait étant
directement appliquée. M. Pierre Merklen étudiant
après M. le professeur Bard les deux facteurs de la
systole ajoute que le choc se révèle à la fois à la vue et
au palper, tandis que les vibrations auriculo-ventriculaires ne sont appréciées que par la main.

Ainsi donc, la possibilité de voir battre la pointe à
l'inspection, la modalité des sensations, leur siège,
leur propagation sont des caractères permettant de

différencier d'une façon précise les chocs cardiaques des vibrations valvulaires.

Cette différence s'accuse encore et très nettement quelquefois sous une influence pathologique quelconque où la dissociation des éléments physiologiques, et la prédominance de l'un sur l'autre est de règle. L'équilibre ainsi rompu nous amène, en cas d'exagération du choc, à la *sensation du choc en dôme* à caractères un peu particuliers comme dans l'insuffisance aortique et, au cas où la tension valvulaire prédomine, à celle de la *vibration dure* comme elle existe parfois dans le rétrécissement mitral.

A l'état normal, le choc de la pointe, dit M. le professeur Bard est peu intense, à peine appuyé, perçu seulement sur un seul point, je veux dire une petite surface. Ici encore M. Pierre Merklen complète les données fournies par l'auteur et, à la suite de recherches sur ce point, estime qu'à l'état normal le choc occupe une surface limitée variable de 6 à 25 millimètres carrés.

A priori, il semble assez rationnel d'admettre qu'à côté de causes extra-cardiaques et d'influences occasionnelles et transitoires qui augmentent le contact du cœur avec la paroi, toute hypertrophie ventriculaire soit tenue d'exagérer l'intensité ou l'étendue du choc de la pointe ; l'observation nous montre que la clinique ne confirme ici la théorie que dans certains cas.

Potain avait déjà remarqué que le battement de la pointe est à peine senti chez certains brightiques présentant toujours un notable degré d'hypertrophie ventriculaire. M. le professeur Bard admit ensuite que si la pointe s'abaissait dans le cœur de Traube la contraction cardiaque n'augmentait jamais de dimension et donnait toujours la sensation du choc d'une pointe mousse. Ainsi présentée, cette opinion nous semble exagérée ; deux facteurs doivent intervenir, *l'état de la fibre cardiaque* et le degré de *l'hypertrophie*, et nous aurons l'occasion de prouver que le cœur brigthique est susceptible de donner nettement la sensation du dôme.

Pour M. le professeur Bard, une seule hypertrophie cardiaque, celle de l'insuffisance aortique, est capable de changer assez notablement les caractères du choc pour que ces caractères fournissent des symptômes cliniques appréciables ; en ce cas « le choc s'arrondit, s'étale et prend contact sur une plus large surface tout en restant bien circonscrit. La sensation est alors celle d'une boule ou d'un globe qui durcit sous la main, sensation que traduit très bien à l'esprit l'expression du choc en dôme ».

Le dôme est plus ou moins large suivant les cas, le choc est plus ou moins appuyé suivant le degré d'hypertrophie, il est toujours assez lent, progressif, sans présenter la brusquerie d'expansion des artères qui se rencontre dans la même maladie ; ordinairement en pareil cas, le choc musculaire est seul, on ne sent nullement la vibration mitrale et ce signe est d'autant plus nettement perçu que les contractions sont plus tranquilles et plus lentes.

III

L'autopsie de malades ayant succombé à l'insuffi-. sance aortique montre des lésions viscérales assez constantes pour que l'on ait pu fonder sur l'examen du cœur à l'amphithéâtre l'espérance d'expliquer le mécanisme de production du choc en dôme. .

La rétraction diastolique de l'aorte ramenant dans le ventricule gauche, à travers une sigmoïde aortique insuffisante, le sang chassé par la systole précédente, la cavité ventriculaire ne tarde pas à se laisser distendre ; le cœur réagit alors suivant les lois bien connues de la compensation en établissant une hypertrophie secondaire.

Les conditions dans lesquelles se produit ce reflux constant, qui arrive verticalement et surprend le cœur au début de sa période de relâchement, expliquent facilement le caractère particulier de cette dilatation hypertrophique qui est de porter toujours sur la pointe donnant au viscère cet aspect globuleux si reconnaissable à l'inspection extérieure. L'ouverture des cavités cardiaques confirme les notions déjà acquises en montrant mieux que ne le saurait faire la pression du doigt l'épaisseur et la résistance de la paroi ; l'aspect est alors si caractéristique dit M. le professeur Bard, qu'il permet d'affirmer à lui seul sur un organe déjà examiné l'existence d'une insuffisance aortique antérieure. Mais le plus souvent cet examen n'est que complémentaire, tellement est net l'allongement du ventricule gauche qu'on dirait juxtaposé, réalisant ainsi la *dilatation en gourde*, bien décrite par M. le professeur Raymond Tripier.

Ainsi donc dilatation spéciale de la pointe et hypertrophie du cœur portant surtout sur la pointe, telles sont les lésions que le choc en dôme traduirait sur le vivant ; ce sont là les conditions habituelles de sa production et, dans certaines limites, elles nous paraissent suffisantes à l'expliquer. Mais, sont-elles aussi consstantes que le veut M. le professeur Bard qui met sur un pied d'égalité le symptôme clinique et la lésion anatomique, sont-elles d'autre part absolument nécessaires à son existence, c'est ce que nous ne pensons pas et ce que les observations publiées plus loin essayeront de prouver.

CHAPITRE II

DE LA VALEUR DU CHOC EN DOME

I

Bien qu'en symptomatologie la simplicité de la recherche ne soit nullement facteur de l'importance du signe et que la facilité avec laquelle on constate un élément morbide ne puisse en rien préjuger de sa valeur clinique, ce sont cependant des qualités à ne pas dédaigner. M. le professeur Bard insistait particulièrement sur ce point quand il terminait son étude sur le choc en dôme en disant que : « sa constatation est assez facile et sa précision assez grande pour que, non seulement les docteurs qui suivent son service et les internes, mais même les externes et les stagiaires arrivent à l'apprécier rapidement avec assez d'exactitude ». On comprend aisément en effet que le symptôme le plus pathognomonique perde tout son intérêt dès que sa recherche réclame une instrumentation compliquée et peu à portée du praticien, ou que sa perception met en jeu des qualités d'exploration exceptionnelles. Aussi ne nous semble-t-il pas déplacé de dire un mot de cette qualité d'à côté avant d'aborder l'étude intrinsèque et purement scientifique du choc en dôme.

Si, dans certains cas, il suffit d'appliquer la main sur la région précordiale pour se rendre un compte exact de l'état du cœur et porter d'emblée un diagnostic, il en est d'autres où la chose n'est pas aussi facile. M. le Professeur Bard reconnaît lui même l'existence de tels faits quand il recommande de ne pas confondre le dôme vrai, dilatation localisée et bien circonscrite de la pointe, avec le choc globuleux, large, dû à une dilatation d'ensemble et d'une tout autre signification. Mais cette recommandation s'applique-t-elle à des sensations aussi différentes que pourrait le faire croire la netteté avec laquelle elle est formulée ?

M. Chatin ne le pense pas et, avec lui, nous trouvons la distinction un peu subtile.

Dans sa thèse, M. Sylvestre différencie bien du choc normal les chocs spéciaux dus à des cœurs nerveux ou hypertrophiés et, parmi, ces derniers, distingue encore. Mais s'il donne les battements épigastriques comme signe de l'hypertrophie des cavités droites, s'il croit à la possibilité de diagnostiquer par la main la coexistence

sur le même cœur de lésions pulmonaires et de lésions
aortiques ou rénales, il s'exprime ainsi à propos de
l'hypertrophie localisée au ventricule gauche.

« Le choc du ventricule gauche seul hypertrophié
donne un soulèvement globuleux, bien localisé à la
pointe, énergique, plus ou moins appuyé suivant le
degré d'hypertrophie, mais toujours lent et progressif », ce qui est la description même du choc en dôme.

Il ne sépare donc pas de la dilatation localisée à la
pointe produite par l'insuffisance aortique, la dilatation
ventriculaire d'ensemble qu'on trouve sur le cœur de
Traube, celle que présente le cœur des surmenés ou des
nerveux, celle que donnent la tachychardie paroxysti-
que essentielle, le goitre exophtalmique ou la simple
hypertrophie physiologique due à la grossesse.

M. le professeur Bard ne peut cependant exiger des
praticiens à qui il s'adresse la perception de sensations
tellement délicates qu'elles échappent à la description.
Ecrire comme il le fait que ces distinctions sont plus
faciles à concevoir et à saisir qu'à exposer et à préciser
a tout lieu de nous surprendre sous sa plume familière
de si bonnes descriptions et nous rappelant plus d'une
ces vers du poète :

> Ce que l'on conçoit bien s'énonce clairement,
> Et les mots pour le dire arrivent aisément.

Quant à l'autorité de Maurice Raynaud, derrière
laquelle il s'abrite, et la comparaison très pittoresque
qu'il fait pour soutenir son idée, on remarquera qu'il
en tire des conclusions qu'on n'est guère en droit
d'en attendre. Nous acceptons que, dans l'apprécia-

tion délicate de la physiologie pathologique du cœur, il soit possible d'apprécier les contractions énergiques et soutenues du cœur hypertrophié pour les opposer aux contractions brusques, vives et molles du cœur nerveux mais nous croyons difficile d'aller plus loin. La comparaison est donc peu juste, car si l'observateur le plus superficiel distingue la démarche alerte et vive du danseur d'avec la démarche lente et pesante du portefaix, la démarche tranquille et sans effort du promeneur frais et bien portant d'avec la marche pénible d'un valétudinaire et d'un homme fatigué, sera-t-il jamais capable de nous dire de quelle affection relève ce convalescent ou quelle somme de travail a produit la fatigue observée et, n'est-ce pas exactement là ce que M. le professeur Bard nous demande pour le cœur?

Si, par la suite, l'auteur précise et différencie le choc en dôme du choc globuleux, large, dans ce passage de son dernier article :

« La sensation que donne à la pointe le choc globuleux de la dilatation d'ensemble est en effet comparable et même identique à celle du choc en dôme vrai. La distinction réside dans ce caractère que, dans le dôme, la sensation est bien localisée et bien circonscrite à la pointe, tandis que dans le choc globuleux elle se retrouve sur d'autres points de la région précordiale. paraissant se déplacer avec la main qui la cherche »; la distinction paraît encore mal établie et l'on n'a, pour s'en convaincre qu'à relire les observations 3623 et 4836 de la collection de l'auteur lui-même, consignées dans la thèse de Sylvestre.

On voit que, dans la première, le choc musculaire

est *un peu exagéré mais bien localisé*, cela éveille de suite l'idée du dôme et cependant M. le professeur Bard ne l'admet pas, c'est certainement un cas embarrassant, et il croit bon de se tenir sur la réserve. Dans la seconde, on lit que le choc musculaire situé dans le cinquième espace en dehors de la ligne mamelonnaire donne *l'impression d'un dôme, mais moins appuyé et moins bien circonscrit qu'à l'ordinaire*. Ici, M. le professeur Bard dit dôme et conclut à une dilatation localisée de la pointe, mais nos idées en sont quelque peu modifiées, puisque la sensation est mal circonscrite et qu'en ce cas une autre main que celle de M. Bard eût certainement méconnu le dôme, et non sans raison, si l'on s'en tient rigoureusement à la description.

Rejeter l'existence du dôme par le seul fait qu'une mention spéciale ne relate pas les résultats négatifs de la palpation en dehors de la pointe comme le veut M. le professeur Bard ne met pas en cause la seule observation de M. Chatin, mais toutes les descriptions antérieures et les siennes propres où l'on ne trouve écrits dans l'histoire des malades que ces simples mots : « *choc en dôme, pas de choc en dôme* », aujourd'hui insuffisants à le convaincre.

S'il fallait sortir du dilemne où M. Chatin enferme la question :

Ou le choc en dôme est d'appréciation facile ;

Ou il est d'appréciation difficile et réservé à M. Bard et à quelques-uns de ses élèves, nous concluerions en disant que le choc en dôme nous paraît facile à percevoir dans les cas très nets, que ces cas sont peut-être en majorité, mais qu'il en est d'autres où le caractère du choc reste discutable comme le montrent es faits précédents et peut même passer inaperçu.

Il n'y a pas, en effet, que le cas fourni par M. Mollard et rejeté de la discussion où le dôme ne soit pas noté. D'autres observations qu'on accepte comme probantes n'en font pas mention, telle celle que nous reproduisons (Obs. XX) et que nous avons retrouvée dans la thèse de Tauton, sous le n° XVII (n° 2192 de la collection de M. Bard).

Il n'y a aucune prétention de la part de M. le professeur Bard à croire mieux connaître et à savoir mieux chercher que ses collègues le signe qu'il a le premier décrit et, cependant, on le voit, il se croit autorisé dans certains cas à ne pas faire mention du dôme, tout comme ceux dont il dénonce le peu d'habitude ou dont il suspecte l'expérience.

N'est-ce pas là une preuve de la difficulté de certains cas et les reproches faits à son sujet ne sont-ils pas prématurés? Nous sommes autorisé à le croire et pensons que, loin de reprocher ces faits au clinicien, on devrait lui en savoir gré, trouvant dans la façon dont les recherches sont faites et la discussion menée une impartialité tout en son honneur et bien digne d'éloges chez un auteur dont les opinions viennent en discussion.

En somme, laissant de côté la légère contradiction qui permet à M. le professeur Bard de faire preuve de l'appréciation de ses stagiaires, alors qu'il discute celle de ses collègues, les cliniciens, qui se sont occupés de la question, sont actuellement d'accord sur ce point, que le choc en dôme présente, comme tous les symptômes, ses difficultés d'appréciation et ses causes d'erreur, qu'il n'est ni plus ni moins facile à trouver que les autres symptômes d'insuffisance aortique et partage avec eux toutes les difficultés d'appréciation des signes cliniques.

II

Cette difficulté qu'on éprouve à percevoir le choc en dôme à l'examen de certains cœurs profonds est si réelle qu'à un degré de plus elle devient de l'impossibilité et nous amène ainsi à des cas où le signe de Bard fait complètement défaut. La valeur d'un symptôme étant en partie fonction de la constance, plus ou moins grande, avec laquelle il se retrouve dans une affection déterminée, voyons, en premier lieu, quelle est la constance du dôme dans l'insuffisance aortique, nous réservant d'étudier ensuite dans quelles autres cardiopathies il se retrouve, ce qu'il vaut dans les cas de diagnostic difficile et en quel estime on doit le tenir à côté des symptômes jusqu'ici décrits de maladie de Corrigan.

Au début, M. le professeur Bard était très affirmatif sur ce point; il disait, en 1896 : « J'ai constaté le choc en dôme dans tous les cas que j'ai pu observer. » En 1899, dans la thèse de Tauton, il faisait des réserves pour les cas où l'examen porte sur des cœurs profonds, pour ceux où il existe une péricardite avec épanchement; son opinion n'était pas faite encore pour les cas où une dilatation globuleuse d'ensemble se superpose à une insuffisance aortique.

Dans la réponse qu'il faisait à M. Mollard en décembre 1900, il résumait ainsi les causes qui lui semblent un obstacle à la perception du dôme.

« Jusqu'à présent je n'ai vu manquer le choc en dôme dans les cas d'insuffisance aortique constatée à l'autopsie que lorsqu'il y avait en même temps une péricardite ou des adhérences péricardiques ; dans *plusieurs cas l'absence du choc contrastant avec les signes habituels avait seule pu me faire porter pendant la vie le diagnostic de la lésion péricardique.*

Le fait m'est arrivé une fois, notamment dans le service de M. Merklen, il y a trois ans, et c'est à son obligeance que j'ai dû de savoir que l'autopsie m'avait ultérieurement donné raison.

Je pense aussi, mais sans en avoir la preuve, qu'un rétrécissement aortique seul pouvait empêcher la production du dôme en cas d'insuffisance légère.

Enfin j'ajouterai que les examens *in-extremis* ne doivent pas compter, tous les signes pouvant faire défaut dans la période préagonique. »

Les observations que nous publions plus loin montrent que cette émunération est incomplète, les cas vraiment intéressants parce qu'ils sont plus nombreux et moins brutalement exceptionnels d'insuffisance aortique pure sans choc en dôme n'y sont pas représentés. Nous la complèterons en montrant que l'absence du dôme est fréquente dans certaines modalités de cette affection telles que les insuffisances traumatiques et la maladie de Hogdson.

Bien que les faits mentionnés par M. le professeur Bard, comme ceux que nous apporterons, soient d'explication banale, nous les retiendrons individuellement en les classant dans un pourcentage soigneux, qui est le seul terme de comparaison que nous

possédions entre le dôme et les autres signes d'insuffisance.

L'asystolie, le fait est bien connu, écarte dès qu'elle
s'installe toute possibilité de diagnostic. Le médecin est
appelé près d'un malade à la face pâle, aux lèvres et
aux oreilles bleuâtres qui, assis sur un fauteuil et sou-
tenu par des oreillers, n'ose plus faire un mouvement
dans la crainte d'étouffer. L'œdème a remonté des pieds
aux jambes et au tronc, le sommeil est impossible,
les urines rares, l'asphyxie imminente, il n'y a qu'à cou-
rir au plus pressé et par une thérapeutique appropriée,
cardio-tonique en général, alléger le travail du cœur et
lui rendre un peu de l'énergie défaillante dans l'impossibilité où l'on est, en l'absence de tout signe, de déterminer par l'auscultation de ce cœur affolé, le siège des
lésions causales.

Le signe de Bard est-il capable de rendre ici quelque
service en suppléant les souffles orificiels momenta-
nément supprimés? Aucunement, l'auteur en convient
et les conditions même de l'existence du symptôme sont
là pour nous renseigner. Comment concilier, en effet,
l'intensité de contraction qui lui est propre avec le
caractère de pouls asystolique irrégulier, intermittent,
à peine comptable, tellement il est faible et rapide, le
cœur essayant de suppléer par le nombre à l'insuffisance de ses contractions. La mollesse et la diffusion
du choc, sa complète disparition quelquefois marchent
de pair avec l'arythmie et l'affaiblissement de tous les
bruits pour rendre complet ce grand désordre.

Voilà un cas d'asystolie moyenne pourrait-on dire:
il en est de plus ou moins accentués. Plus accentué on

s'achemine vers la période préagonique et l'on tombe dans les cas *in extremis* de M. le professeur Bard où les examens ne doivent pas compter. Moins accentué, on a affaire à de l'hyposystolie, ici l'asthénie cardiaque est moindre, et c'est le cas de certaines dégénérescences du myocarde, mais l'absence du choc y est au moins aussi précoce que la disparition du souffle diastolique de la base qui, en règle générale, permet un diagnostic.

Pour certains auteurs, le souffle ne disparaît même que très tard ou très exceptionnellement et alors que tous les autres symptômes ne sont plus caractéristiques depuis longtemps, affirmant ainsi son caractère pathognomonique que ne saurait lui enlever sur ce point le choc en dôme.

Cette opinion semble acceptable sinon confirmée à la lecture des observations V et VI dans lesquelles le choc en dôme n'est plus que soupçonné ou même a complètement disparu à un second séjour, alors que le souffle diastolique est encore nettement perçu au moins par intermittence.

Nous venons de voir que le muscle cardiaque est en certaines circonstances incapable de produire le dôme ; d'autre fois le phénomène se produit, mais il n'est pas perçu ; la cause en est alors physiologique ou pathologique.

Les cœurs profonds, c'est-à-dire ceux situés profondément dans la cavité thoracique, recouverts presque totalement par le poumon et dont la pointe n'arrive pas au contact de la paroi ne donneront pas, même avec des dilatations et une énergie cardiaque suffisantes, l'impression du dôme. L'observation I en est un exemple.

Des changements dans la consistance de la lame pulmonaire interposée, tels que la congestion, l'œdème, l'atélectasie, la sclérose ou l'emphysème, et c'était ici le cas, augmenteront encore parfois la difficulté qu'éprouve le dôme à se traduire au dehors. Quant à la position d'Azoulay, que semble conseiller M. Tauton dans sa thèse, elle ne nous paraît d'aucune utilité ; si la position du décubitus avec la tête à angle droit sur la colonne vertébrale, les jambes et les cuisses fléchies pour rapprocher les talons des ischions, les bras relevés et passés derrière la nuque sont susceptibles d'augmenter le travail du cœur et, par conséquent, la production du dôme ils sont incapables, c'est certain, d'en améliorer la perception, et l'investigation clinique n'y trouvera aucun bénéfice. Si maintenant l'on admet l'épaisseur de la lame assez faible pour ne masquer qu'à demi le choc de la pointe, ce ne sera cependant plus du dôme, puisqu'il reste quelque chose d'interposé et que la sensation perd, de ce fait, le caractère circonscrit qu'elle doit avoir.

Pathologiquement, les collections de la région précordiale intra-thoracique ou intra-péricardique auront certainement le même résultat et, bien que nous n'en n'ayons pas la preuve nous estimons qu'un épaississement du cul du sac pleural, quelle qu'en soit la nature, un hémothorax, suite de plaie de la région, une pleurésie cloisonnée, une tumeur de la paroi thoracique ou du feuillet péricardique sont susceptibles de masquer le dôme au point de le faire méconnaître.

Pour la péricardite et les adhérences péricardiques, M. le professeur Bard estime que ce sont là les obstacles le plus souvent rencontrés comme cause de l'absence du dôme ; nous l'admettons après lui, sa grande autorité nous dispensant d'en faire la preuve. On devra seulement remarquer que plusieurs de nos observations signalent du liquide en quantité variable trouvé à l'autopsie dans le sac péricardique, alors qu'on avait toujours retrouvé le dôme par l'examen clinique, ce qui prouve que la disparition du dôme est due à des causes encore incomplètement étudiées et, qu'à côté du liquide épanché doivent trouver place dans l'explication à en donner et la nature du liquide et la lésion de la séreuse.

L'affaiblissement, l'éloignement, puis la disparition du choc ne sont pas ici, comme on le croirait au premier abord, l'effet d'une cause unique et purement mécanique tel que l'épanchement ; la myocardite plus ou moins marquée qui accompagne presque toujours la péricardite aiguë est en cause et intervient comme l'a montré M. Raynaud pour affaiblir le choc, occasionnant un retard dans le retrait de la pointe qui semble engluée et traîne sous la main.

Une conclusion que tire M. le professeur Bard du cas observé par lui chez M. Pierre Merklen et pour lequel il y a eu d'ailleurs confusion, comme le montre la lettre de ce dernier, c'est la possibilité de faire, en cas d'insuffisance aortique bien prouvée par ailleurs, le diagnostic de péricardite et d'adhérences péricardiques par la seule absence du dôme. Cette absence se rencontre trop souvent ailleurs et, de l'aveu de M. Bard lui-même, dans le cas suivant, pour qu'il soit prudent d'en agir ainsi, et l'on devra s'en abstenir comme l'indique M. Mollard.

La coexistence sur les sigmoïdes aortiques d'un rétrécissement et d'une insuffisance est susceptible, elle aussi, de masquer le dôme ; cette hypothèse émise par M. le professeur Bard a été confirmée peu après par l'observation personnelle de M. Mollard (obs. II). Deux choses sont à retenir de l'examen anatomique, sans qu'on puisse établir nettement ce qui est le fait de l'une, de ce qui appartient à l'autre, la symphyse lâche d'une part, la double affection sigmoïdienne de l'autre. Mais nul doute qu'en présence de la facilité avec laquelle ont cédé les brides péricardiques, on n'accorde au rétrécissement aortique concomitant la production des symptômes cliniques et qu'on le retienne seul comme cause d'absence du dôme. Là encore, le rétrécissement qui s'oppose au reflux sanguin venant de l'aorte et jugule pour ainsi dire, les effets de l'insuffisance n'est pas seul en cause et Traube, parlant de l'impulsion cardiaque dans la maladie aortique avait déjà signalé un choc généralement affaibli, ce qu'il expliquait par l'apport insuffisant du sang dans les artères cardiaques.

A la suite de ces cas successivement signalés, ou admis par M. le professeur Bard se range l'observation de Martins (obs. III). On y voit une insuffisance mitrale large, atténuer, tous les symptôme du choc de la pointe ; la pathogénie en est assez facile à concevoir si l'on pense que le reflux sanguin toujours en cause dans l'affection qui nous occupe n'est plus soumis à grande pression trouvant devant lui la valvule mitrale béante par laquelle il s'engage. Dans le cas de Martins, cette insuffisance mitrale etait due à une endocardite ayant détruit la valvule auriculo-ventriculaire, mais on conçoit très facilement que toute dilatation hypertrophique du ventricule gauche est capable de produire le même effet, pour peu qu'elle soit accusée, de telle sorte qu'une maladie de Corrigan contemporaine ou postérieure à une lésion mitrale n'arrive pas ou n'arrive que difficilement à établir le choc en dôme distinctif.

Jusque là une cause additionnelle ou une coexistence anormale nous ont toujours fourni l'explication de l'absence du dôme, mais il reste des cas où il n'a pas été mieux trouvé, l'insuffisance aortique se présentant très nette et dégagée de toute affection superposée.

A cet égard, il y a lieu d'examiner successivement les diverses modalités de l'insuffisance pure.

En ce qui concerne les *cardiopathies trophiques* que l'on rencontre dans certaines affections chroniques de la moelle et dont le substratum anatomique est un état fenêtré des valvules, il nous est impossible d'infirmer l'opinion de M. le professeur Bard. Des observations de M. Grasset, des travaux lyonnais de MM. Teissier, Bouveret, Renaut et Truc, de la thèse plus récente de M. Nordmann, il est impossible de tirer aucune conclusion en ce qui regarde le choc de la pointe. Deux observations dues à M. Bouveret et dans lesquelles sont notées d'un côté un choc très large, de l'autre un choc à peine perceptible, sont assez peu favorables à l'idée du dôme, mais ce sont là les seuls renseignements, que nous ayons retirés de toute cette étude, et ils nous paraissent bien insuffisants pour se faire une opinion.

Il n'en est plus de même des cas bien connus depuis

Baric d'*insuffisance traumatique*. Diverses circonstances peuvent la produire ; un effort, le surmenage auquel soumettent certains sports modernes et particulièrement la bicyclette, les traumatismes les plus divers, mais ceux surtout de la région précordiale en sont les causes les plus habituelles. Les sigmoïdes aortiques sont plus particulièrement atteintes, puisqu'on les trouve lésées quarante-six fois sur soixante-douze, d'après Dreyfus, et donnent, en ce cas des signes un peu particuliers de leur insuffisance. Une dyspnée vive, subite, angoissante, pouvant dans les cas graves aller jusqu'à la syncope, traduisent de suite au point de vue fonctionnel la lésion qui provoque aussitôt, au point de vue physique, un souffle diastolique, le plus souvent très intense. Tous les cas cités se ressemblent dans ces phénomènes de début qui se dissipent vite, alors que le souffle persiste, revêt le plus souvent un timbre très élevé et parfois musical, permettant de faire un diagnostic à distance, comme il en existe plusieurs exemples.

Le choc en dôme, l'observation de M. le professeur Bondet et celles de Pepper, Lindmann et Tretzel consignées dans la thèse de Dreyfus, le prouvent, s'il existe quelquefois, est loin d'être constant.

Dans le premier cas (obs. IV), M. Bondet déclare formellement l'avoir recherché sans le trouver ; dans les trois autres cas, la pointe du cœur battait de telle façon qu'il est impossible de l'admettre, mais les observations ne sont pas en nombre suffisant pour permettre de conclure à l'absence habituelle du choc en dôme dans les cas d'affections aortiques consécutives aux traumatismes, Un fait intéressant est à retenir du cas observé par M. Bondet, c'est la possibilité approximative de dire à quelle époque remonte le début de la cardiopathie et de savoir si cette cardiopathie est antérieure ou peut-être secondaire à un accident. C'est là, comme le fait remarquer M. Boyer, un point de médecine judiciaire que peut fixer la discordance des phénomènes auditifs avec le dôme et la matité cardiaque, ou au contraire leur concordance parfaite.

Pour n'être pas rares, ces deux premières causes d'insuffisance aortique n'en sont pas moins un peu spéciales et l'étiologie habituelle de cette affection réside ailleurs dans l'endocardite et l'endartérite, ce qui permet de distinguer des insuffisances cardiaques et des insuffisances artérielles. Les deux affections confondues tout d'abord ont été différenciées par la suite; deux grands noms s'y rattachent qui leur servent souvent de dénomination, ceux de Corrigan et de Hogdson.

Le rapport numérique de l'une à l'autre reste encore à déterminer, cependant Peter, Huchard et Jacquet, à la suite de travaux importants sur la question, pensent que la maladie artérielle est plus fréquente que la maladie endocarditique ; sans vouloir en tout cas pousser aussi loin l'étude statistique, on peut dire que les cas de maladie de Hogdson forment une classe importante de l'insuffisance aortique.

Or les observations que nous devons à l'obligeance de M. Mollard (obs. V à XI) nous amènent à conclure que l'absence du dôme dans la maladie de Hogdson, si elle n'est pas la règle, est au moins *remarquablement*

fréquente, puisqu'elle s'est rencontrée 6 fois sur 6 cas ;
Une étude comparative du choc en dôme dans les deux
modalités de l'affection s'impose donc pour mettre ces
faits en lumière et leur donner une juste interprétation. Elle sera basée sur un certain nombre de cas de
maladie de Corrigan avec choc en dôme d'une part, sur
des cas de maladie d'Hogdson avec absence de ce
signe ; d'autre part, toutes les observations étant confir-
mées par l'examen *post mortem*. Comme M. Tanton le dit dans sa thèse, nous aurions pu y joindre
de nombreuses observations de malades présentant le
syndrome d'Hogdson et pour lesquels on conclut à
l'insuffisance, malgré l'absence bien constatée de choc
en dôme. Mais, contrairement à lui et pour nous con-
former aux idées récentes de M. le professeur Bard, ces
observations manquant du contrôle anatomique, nous
ne citerons même pas les plus caractéristiques, celles
dont le diagnostic s'imposait par la présence d'autres
signes et qui pouvaient de ce fait nous servir à montrer
le peu de valeur du dôme ; ce ne sont plus là, d'après
M. Bard, des preuves suffisantes, bien qu'elles aient
servi il y a peu de temps à prouver la valeur de ce
même signe[1].

- L'étude de ces cas sera plus intéressante à faire en
bloc, en ce qu'elle permet de montrer le lien qui les
unit entre eux et de prouver que ce ne sont point là des
cas exceptionnels, mais des faits susceptibles d'explications rationnelles, bien que soumis à des conditions
particulières qui restent à déterminer.

[1] Thèse Tanton, p 35.

Une *différence* d'âge caractérise tout d'abord les deux groupes, peu importante si l'on prend des faits au hasard, mais plus sensible si on les gradue et si on les oppose ; c'est ainsi que les malades se trouvent âgés de 24, 42, 51, 65 ans dans le groupe des maladies de Corrigan, alors que ceux atteints de maladie de Hogdson avaient 47, 52, 56, 72 ans.

On voit l'affection endocarditique frapper des âges bien différents, alors que la maladie artérielle est mieux cantonnée et semble avoir de la prédilection pour l'âge mûr et la vieillesse ; cette différence n'a rien à faire dans l'explication du dôme, mais dérivant de la nature même des processus morbides, sert à distinguer plus nettement les deux types d'insuffisance qui, eux, expliquent facilement certaines constatations.

Dans les antécédents personnels se trouve, d'un côté, des atteintes longues et sévères de *rhumatisme articulaire* aigu où la récidive est de règle et où les complications cardiaques sont fréquentes ; de l'autre l'*alcoolisme*, l'*athérome* dans tous les cas, l'impaludisme, la syphilis, la saturnisme dans quelques observations non résumées semblent bien plus à incriminer qu'une infection aiguë. Les accidents surviennent souvent bruyamment dans la maladie de Corrigan, alors qu'ils mettent toujours un certain temps à s'installer dans la maladie de Hogdson.

A reprendre les symptômes constatés au lit du malade, le dôme coexiste dans la plupart des observations où il a été noté avec les syndromes cardiaques et périphériques très nets de l'insuffisance, permettant à eux seuls d'affirmer le diagnostic, alors que dans les cas où il fait défaut ces syndromes se compliquent des signes d'une autre affection cardiaque rendant difficile l'exacte limitation de ce qui appartient à l'une d'avec ce qui est du ressort de l'autre, ce qui complique sérieusement le diagnostic. Dans la première série, on eût fait aisément le diagnostic sans le choc en dôme, et il y a peu contribué dans la seconde, au contraire, il est absent alors qu'on se fût servi avec fruit des données fournies par lui.

Comme toujours, l'examen anatomo-pathologique est de tous le plus fertile en enseignement. Grossièrement, on voit d'un côté la principale lésion, la lésion primitive être au *cœur*, dans les cas où le dôme existe ; de l'autre, cette lésion siège *à l'aorte* en cas d'absence du symptôme. Dans les cas de maladie de Corrigan, l'hypertrophie cardiaque dépasse de beaucoup celle constatée sur des sujets atteints d'insuffisance artérielle ; elle est de 65o, 75o et même 85o grammes dans les cas nets, alors quelle n'atteint jamais ces chiffres et oscille entre 4oo et 6oo grammes dans la maladie de Hogdson.

Cette différence dans le poids du cœur nous semble très importante pour expliquer la présence ou l'absence du choc en dôme et paraît être un bon critérium de son existence si, à côté d'elle, on fait une large place à l'état de la fibre cardiaque et à un ensemble de données inconnues qu'il reste à déterminer.

Au cœur, les valvules sont toujours atteintes, présentant, suivant les cas, la granulation qui s'oppose à l'exacte juxtaposition de leurs parois ou la disparition des replis valvulaires et des muscles papillaires détruits par les poussées endocarditiques : A l'aorte, on trouve généralement des plaques d'endartérite aux différents stades de son évolution, depuis la plaque gélatiniforme jusqu'à la phase ultime de la dégénérescence calcaire et de la bouillie, mais, parfois aussi, le processus infectieux n'a pas paru et la dégénérescence sénile est seule en cause.

A l'examen de la fibre cardiaque, on trouvera souvent de la myocardite pour expliquer ces cas en apparence contradictoires d'absence du dôme coexistant avec une hypertrophie considérable. Souvent même on n'aura pas besoin du microscope pour l'affirmer et le simple aspect du viscère grisâtre, avec la teinte feuille morte caractéristique, s'étalant mou et friable sur la table d'autopsie, est suffisant pour nous renseigner et nous donner l'explication du choc diffus et souvent imperceptible constaté sur le vivant.

De ces observations, il paraît logique de conclure que le signe de Bard, absent dans le plus grand nombre des maladies de Hogdson, a son existence en rapport avec un état bien spécial du cœur, mais beaucoup moins simple qu'on ne l'avait cru tout d'abord.

L'hypertrophie en gourde du ventricule gauche longtemps incriminée ne suffit pas à le faire apparaître ; il faut que cette hypertrophie atteigne un degré déterminé, paraissant voisin de 600 grammes, et qu'elle porte de plus sur un cœur relativement sain au point de vue de sa structure intime et capable de l'énergie nécessaire à produire le choc intense qui caractérise le dôme.

Deux facteurs sont donc à la base du signe de Bard un facteur quantitatif pourrait-on dire, *hypertrophie notable* et un facteur qualitatif, *l'intégrité du myocarde*.

L'un et l'autre font défaut dans l'insuffisance artérielle, expliquant ainsi son absence dans la plupart des cas.

OBSERVATION I

(Observation due à l'obligeance de M. Barjon.)

S... J..., quarante-neuf ans, valet de chambre, a fait plusieurs séjours à l'Hôtel-Dieu, service de M. le professeur Bondet. Le premier remonte au mois de mars de 1899.

Le malade servit alors au concours de médecin des hôpitaux pour une affection du cœur, dont nous n'avons pas la relation.

Depuis, les palpitations et troubles fonctionnels persistaient quand le malade se mit, il y a six semaines, à tousser et à cracher.

Il y a quatre ou cinq jours, il ressentit de la douleur au niveau du pied droit, qui présentait à ce moment du gonflement et de la rougeur ; la douleur est spontanée, mais exagérée par la pression, elle est apparue brusquement et plus marquée la nuit.

On a affaire à une attaque de goutte, qui oblige le malade à s'aliter (mars 1900).

A l'entrée, l'état général est assez bon.

Au cœur, la pointe ne peut être localisée, la matité cardiaque est masquée par l'emphysème, il existe des battements épigastriques énergiques.

A l'auscultation, on trouve un double souffle au foyer aortique, le systolique court avec propagation aux vaisseaux du cou, le diastolique, piaulant, se propage le long du bord droit du sternum.

L'aorte a des battements nettement perçus en arrière de la fourchette sternale.

On constate de la danse des carotides.

Le pouls est ample, fort, dépressible et bat à 92.

Les artères temporales sont visibles et sinueuses.

La congestion des veines du cou est mise en évidence par les efforts de toux ; il n'y a pas de reflux sur leur trajet.

On trouve le double souffle crural de Durozier, mais pas de pouls capillaire.

Le thorax saillant en avant est sonore dans toute sa hauteur, l'expiration est prolongée et sibilante et on trouve de gros râles sonores, signes tout à la fois d'emphysème et de bronchite.

L'expectoration est abondante, muqueuse, striée de pus.

Rien à l'abdomen où le foie est trouvé normal, indolore et sans hypertrophie

La température est de 37°9 le soir de l'entrée.

Ls urines sont très foncées uratiques, sans albumine.

Quinze jours après, le malade ressent des frissons, se plaint d'un point de côté à gauche et en avant, prend de la fièvre ; la respiration est pénible, spasmodique et fréquente (40 à la minute). Expectoration rouillée, quelques râles et matité au sommet gauche. Le tout se termine heureusement et une dizaine de jours après, le malade présente alors une poussée d'herpès.

Depuis, le malade a eu quelques crises d'angine de poitrine.

Il présente du pouls capillaire très net au front, quand il sort en juin 1900.

Second séjour : le malade rentre à nouveau le 18 février 1901.

Depuis quelque temps il tousse et est très essoufflé.

On trouve un état général mauvais et les doigts présentent du renflement en baguettes de tambour.

Aux poumons, on constate de l'emphysème dans toute la hauteur, de la congestion aux bases et de la résistance au doigt, s'accompagnant d'une exagération des vibrations thoraciques au sommet droit.

Au cœur, on ne voit pas battre la pointe : la recherche du choc en dôme est négative ; le souffle systolique est peu net, mais le diastolique s'entend très bien dans toute l'étendue du sternum.

La matité aortique est augmentée et son niveau élevé.

Le battement des artères du cou persiste, s'accompagnant d'un souffle systolique dans les deux carotides, mais sans frémissement vibratoire.

Stase veineuse sans pouls veineux.

Double souffle de Durozier, mais pas de pouls capillaire un-guéal.

Le malade se plaint de vertiges et de douleurs lancinantes dans la tête.

Réflexes légèrement exagérés. Urines un peu albumineuses.

Le lendemain, 19 février, on confirme l'emphysème et les lésions de bronchite par l'examen de l'expectoration.

On prend un tracé de la matité cardiaque qu'on trouve aug-mentée dans tous les sens, mais surtout transversalement; la base élargie présente vers l'angle sterno-claviculaire droit, une vous-sure à concavité droite, les limites de cette matité ne sont pas modifiées par les changements d'attitude.

Le souffle diastolique s'entend plus nettement encore et est perçu dans toute la région précordiale y compris la pointe. On trouve un pouls capillaire frontal très net, mais pas de pouls capillaire unguéal.

Un peu d'aspiration des espaces intercostaux, surtout aux bases et dans les grandes inspirations, fait noter : adhérences péricardiques probables.

A la date du 15 mars, M. Bard, qui voit le malade, ne trouve pas de choc en dôme et met en doute l'existence du souffle diastolique.

23 mars. — Douleur thoracique à droite, crachats rouillés, pointe du cœur diffuse : pouls à 140, température 40°6.

Ces symptômes persistent quelques jours et l'on trouve foyer d'hépatisation, puis tout rentre dans l'ordre sans défervescence brusque. Expectoration ayant fait penser à de l'œdème pulmo-naire plutôt qu'à de la pneumonie.

1er avril. — Les mêmes symptômes se reproduisent à gauche et le malade meurt cinq jours après avec des phénomènes céré-braux, mais sans signes de méningite.

Autopsie. — Elle est pratiquée le 8 avril à 9 heures du matin, trente heures après la mort sur un cadavre bien conservé.

A l'ouverture du thorax, les organes étant en place, on voit le poumon gauche recouvrant en grande partie la région précordiale, une lame très emphysémateuse étant retenue à cette place par quelques adhérences.

Le poumon gauche pèse 750 grammes, présente une symphyse pleuro-viscérale très étendue mais non totale avec adhérences surtout au sommet, sur le côté et en arrière.

En avant et vers la région diaphragmatique plèvres normales.

Le sommet est scléreux, infiltré de tubercules, petits, très durs, confluents ; le parenchyme présente là une cicatrice fibreuse d'où partent des tractus en tous sens.

Le parenchyme est friable et adhérent. Pas d'hépatisation. Emphysème très marqué du reste du poumon.

Poumon droit 1050, très volumineux, lourd, très dense. Les lobes moyen et inférieur sont entièrement hépatisés ; à la coupe le tissu est rougeâtre, granuleux, la pression fait sourdre par les orifices des bronches du pus et quelques moules bronchiques qui obstruent les conduits et expliquent l'asphyxie terminale. Au sommet quelques tubercules. Pas d'adhérences, pas de symphyse, ni de liquide dans la plèvre.

Le péricarde est libre dans toute son étendue, sans aucune adhérence ni liquide épanché, ni trace d'inflammation. Les deux feuillets glissent bien l'un sur l'autre.

Le cœur gros et hypertrophié, pèse 650 grammes. L'aorte dilatée, des plaques d'athérome, mais pas de dégénérescence calcaire étendue.

L'épreuve de l'eau montre une insuffisance très marquée, l'eau filant rapidement à travers des valvules qui ne s'affrontent pas et laissent entre elles triangle notable. A la coupe, hypertrophie de la paroi ventriculaire gauche. L'orifice est un peu rétréci en même temps qu'insuffisant.

Les valvules sont indurées ; deux d'entre elles sont soudées par leur bord libre sur une hauteur de 4 millimètres environ, de ces deux bords partent deux tractus fins. Une valvule fenêtrée.

La mitrale fonctionne bien malgré un épaississement et une induration de sa partie moyenne.

Autres valvules normales.

Foie cardiaque, 1450 grammes. Rate, 480 grammes.

Rein, 170 grammes à parenchyme pâle, semé de taches ecchymotiques avec capsule assez adhérente.

OBSERVATION II (M. le Dr Mollard).

*Résumé dans le Bulletin de la Société médicale
des Hôpitaux de Lyon.*

M. P., soixante-douze ans, manœuvre, entre à l'hôpital de la Croix-Rousse, salle Saint-Eucher 28, dans le service de M. Mollard, le 12 mai 1901.

Les antécédents héréditaires du malade n'ont rien d'intéressant.

Père et mère morts d'affection indéterminée.

Sept frères ou sœurs tous morts après soixante ans.

Dans les antécédents personnels on ne relève ni alcoolisme ni syphilis. Marié à 25 ans, il a eu un seul enfant actuellement bien portant.

A vingt ans, affection aiguë ayant duré un mois, mais sur laquelle le malade ne dit qu'une chose, c'est que la fièvre fut peu intense et que les troubles digestifs et pulmonaires ne furent jamais prépondérants.

Il y a cinq ans quelques douleurs à l'épaule et la hanche mais sans tuméfaction articulaire ni fièvre. Impotence amenée par la douleur. L'ensemble des symptômes présentent l'allure du rhumatisme musculaire.

A l'entrée le malade se plaint de tousser beaucoup.

A l'examen du poumon on trouve la sonorité diminuée dans tout le poumon, mais surtout aux bases.

Les vibrations thoraciques sont un peu diminuées à la base gauche.

A l'auscultation, respiration obscure semée de râles fins inspiratoires dans la moitié inférieure des deux poumons.

Au cœur, il est impossible de déterminer le siège de la pointe.

A l'auscultation on trouve des bruits réguliers.

Un souffle systolique de la pointe se propageant dans l'aisselle et le dos.

A l'appendice xiphoïde souffle systolique qui paraît avoir son maximum à ce niveau et être indépendant du premier bruit.

A la base les bruits sont un peu sourds dans le deuxième espace intescostal gauche.

A droite, à la même hauteur, souffle systolique se propageant dans les vaisseaux du cou, mais sans frémissement à la palpation. Léger souffle diastolique au même foyer d'auscultation.

Le pouls est petit, dur, régulier ; les artères sont sinueuses.

Le foie déborde les fausses côtes d'un travers de doigt ; il est douloureux à la percussion et ne paraît pas abaissé.

Œdème des membres inférieurs.

Pas d'albumine dans les urines.

Le malade, après avoir présenté du vertige et de la syncope meurt le 3 août 1901.

A l'autopsie. — Le poumon gauche pèse 800 grammes.

Le poumon droit 1 kilogramme.

A la coupe on trouve de la broncho-pneumonie pseudo-lobaire des deux bases mais surtout du côté gauche.

La moitié supérieure du poumon présente de l'œdème.

Le foie pèse 1.200 grammes est granuleux, mais peu dur.

Le cœur pèse 400 grammes. On trouve une symphyse du péricarde dont les brides se dissocient facilement.

Le myocarde est mou et friable.

A l'épreuve de l'eau on trouve l'orifice aortique insuffisant.

Les trois sigmoïdes sont rigides et incrustées de sels calcaires avec des dépôts calcaires saillants à la face interne et présentant l'aspect de végétations.

Une couronne de substance calcaire se voit dans la paroi aortique au niveau du bord supérieur des valvules.

Pas d'athérome de l'aorte au delà de ce point.

Infiltration calcaire de la mitrale dans la moitié supérieure, le dépôt faisant saillie sur la face aortique de la grande valve.

Pas d'adhérome des coronaires qui sont perméables dans tout leur trajet.

Les reins sont normaux.

OBSERVATION III (Martins)

(in *Berliner Klinische Woschen Schrift*, traduite par notre camarade Eybert.)

Le grenadier P. . vint à l'hôpital, se plaignant de violents battements de cœur et d'une sensation de constriction dans la région thoracique.

Pendant la première partie de son service militaire il eut peu d'indispositions et ne se plaignit que de palpitations de cœur survenant à l'occasion d'une course ou d'une excitation.

L'étal actuel est dû à une manœuvre de campagne que clôtura une marche forcée et, à la suite de laquelle le malade dût sortir du rang, avec des yeux vitrés, de la dyspnée, des envies de vomir et de violentes palpitations.

Depuis, les battements du cœur ont persisté.

A l'entrée, on trouve un homme grand, solidement bâti, très pâle et paraissant anémique ; il se sent lui-même très faible et abattu.

A l'examen, les poumons sont normaux.

On est frappé au cœur par le renforcement énorme des battements qui soulèvent systoliquement toute la paroi comprise entre le troisième et le cinquième espace intercostal, d'une part, le bord gauche du sternum et la ligne mamelonnaire, d'autre part.

La main posée sur la région perçoit un choc produit avec

force ; la pointe bat dans le cinquième espace intercostal, se tendant à 1 centimètre au delà et en bas du mamelon.

On a la sensation que les côtes sont soulevées à chaque systole, que les côtes inférieures font une plus grande excursion que les côtes supérieures comme si le cœur frappait réellement en arrière la région soulevée.

Du côté gauche les bruits du cœur sont accentués.

Les limites de la matité sont le bord inférieur de la troisième côte ; la ligne mamelonnaire, le bord gauche du sternum.

Les bruits du cœur sont très nets, sauf un souffle systolique intermittent de la pointe.

Le cœur est très sensible ainsi que le montrent les chiffres suivants :

Les pulsations au nombre de 72 dans le décubitus montent à 112 immédiatement après le lever, arrivent à 120 après deux allées et venues dans la chambre et atteignent 140 après que le malade a plié deux fois les genoux.

Les battements sont réguliers à part quelques intermittences.

Le pouls est faible, la radiale peu tendue, vide, la pulsation peu élevée disparaît par une très faible pression sur l'artère.

On est plus convaincu encore de cette faible tension sur la fémorale où le pouls est d'habitude vigoureux et demande pour disparaître un effort de constriction peu ordinaire, alors qu'ici cette disparition est facile.

Pas d'albumine, pas d'œdème, pas de fièvre.

Légère hypertrophie du foie.

Le diagnostic porté étant celui de dilatation du cœur et principalement du ventricule gauche à la suite d'un effort exagéré.

Dans la suite je veux seulement noter que les phénomènes se sont amendés sans que l'état normal soit revenu. La faible pression marche de pair avec la disparition du choc de la pointe. Dans la position debout, le pouls est encore fréquent et la tension un peu plus élevée, mais dans la position couchée ce pouls devient lent et un peu plus ample et le choc de la pointe n'est plus perçu.

Quelques temps après, le malade mourut et l'autopsie pratiquée montra que le cœur était le siège d'une endocardite maligne.

Les valvules aortiques étaient détruites et l'insuffisance aortique était considérable.

Les valvules mitrales bien que saines présentaient aussi un orifice considérablement dilaté ; les muscles papillaires atrophiés et en dégénérescence graisseuse en rendaient le fonctionnement impossible, expliquant ainsi l'absence du choc de la pointe.

OBSERVATION IV (M. le professeur Bondet)

(in *Bulletin de la Société médicale des hôpitaux de Lyon.*)

L... Antoine, soixante-cinq ans, maçon, rentre à l'Hôtel-Dieu le 5 janvier 1902, service de M. le professeur Bondet.

Pas d'antécédents héréditaires connus.

Personnellement, le malade a toujours joui d'une bonne santé sauf quelques accès de fièvre paludéenne dans son enfance; marié il a eu deux enfants bien portants ; ni éthylisme, ni syphilis. Malgré le métier assez pénible qu'il exerce depuis l'âge de quatorze ans il ne s'est jamais alité et n'a jamais été obligé d'interrompre son travail.

Jusqu'à l'accident qui le conduit à l'hôpital il a conservé, dit-il, l'agilité et les forces de ses jeunes années; seule sa vue a un peu baissé.

Il y a quinze jours, le 24 décembre, étant occupé à travailler sur un toit, il glissa, fit une chute de 8 à 9 mètres et tomba sur un escalier. Le côté droit du thorax porta sur une surface assez étendue. Relevé presque sans connaissance, il rejetait du sang par la bouche et se plaignait de souffrir vivement du côté droit de la poitrine.

Le lendemain les douleurs persistant, un essoufflement violent accompagné d'une sensation de poids et de constriction sur la

région précordiale étant survenu, une toux modérée et de l'expectoration glutineuse s'étant produites un médecin appelé fit
appliquer des bandelettes de diachylon qui ne purent être con-
servées.

Cet état est resté le même depuis treize jours et, à l'entrée, on
constate sur un homme maigre, à teint pâle, une angoisse très
marquée ; il existe aux deux membres inférieurs un œdème blanc
indolore, remontant jusqu'à la partie moyenne des cuisses.

La langue est saburrale.

L'examen du thorax le montre un peu évasé à la base, légèrement globuleux à droite. Du même côté, à 10 centimètres de la
colonne, existe une saillie portant sur les troisième et septième
côtes. Toute cette région est douloureuse.

Cette douleur à caractères spéciaux fait admettre le diagnostic
de fracture récente de ces côtes pour laquelle on avait appliqué
un bandage de diachylon.

Aux poumons, en arrière et à droite, sonorité normale au
sommet. Matité à la partie moyenne qui augmente à mesure
qu'on descend vers la base. Vibrations diminuées. A l'auscultation quelques râles sibilants en haut, râles muqueux à la partie
moyenne, en arrière et dans la région axillaire obscurité de la
respiration à la base.

A gauche, sonorité normale au sommet, exagérée dans le reste
du poumon. A l'auscultation, quelques râles sibilants, avec un
peu d'obscurité du murmure vésiculaire.

En avant, rien à gauche. A droite, râles muqueux dans la
région mamelonnaire.

Dyspnée intense, trente-quatre respirations.

Expectoration peu abondante, glutineuse, incolore.

Au cœur, la pointe bat dans le cinquième espace intercostal
sur la ligne mamelonnaire ; à 2 centimètres au-dessous, le choc
est difficilement perceptible.

A la palpation, on perçoit à ce niveau un léger frémissement
qui va en augmentant à mesure qu'on se rapproche de la base
où l'on sent vers le deuxième espace intercostal droit un thrill
diastolique. 2 — La percussion ne dénote pas de matité augmen-

tée de la région précordiale. — 1 — Le choc en dôme recherché n'a jamais été perçu.

A l'auscultation on perçoit pendant la systole, à la base, un léger bruit à timbre très aigu comparable à un bruit de mouche. A la base également existe un deuxième bruit à timbre musical prolongé, nettement diastolique; ce bruit sentend avec le même caractère dans les carotides, derrière le sternum et dans toute l'étendue du thorax.

Du côté de la circulation périphérique danse des vaisseaux du cou, pouls bondissant, dépressible, pouls unguéal, double souffle intermittent crural, d'une très grande netteté.

Tracé sphygmographique avec ligne ascensionnelle droite, léger crochet sur quelques pulsations, un très court plateau, et une ligne de descente graduelle avec léger dicrotisme; à l'abdomen foie légèrement hypertrophié. Estomac normal.

Pas d'ascite. Température et urines normales.

Le lendemain de son entrée, le malade se plaint toujours d'une angoisse précordiale extrême; le léger souffle systolique perçu la veille a disparu; seul le bruit diastolique à timbre musical persiste très prononcé au deuxième espace intercostal droit derrière le sternum jusqu'à la pointe, se propageant toujours en avant et en arrière, sur tout le trajet de la colonne vertébrale.

OBSERVATION V (M. le Dr Mollard.)

(résumée dans le *Bulletin de la Société médicale des Hôpitaux de Lyon.*)

G. P..., vingt-quatre ans, passementier.

Antécédents héréditaires nuls.

Antécédents personnels Variole à trois ans. Rougeole à dix ans.

De onze à quinze ans quatre atteintes longues et sévères de rhumatisme articulaire aigu qui n'ont été soignées par aucun médecin.

Ni syphilis, ni alcoolisme.

Entre à l'hôpital en mai 1900, pour une pneumonie franche dont il guérit.

On constate chez lui, un choc en dôme bien net avec le souffle diastolique de la base et tous les signes périphériques de l'insuffisance aortique, sauf le signe de Müller.

En outre, souffle systolique en jet de vapeur se propageant dans l'aisselle.

Revient à l'hôpital le 14 février 1901, en état d'asystolie. Le dôme n'est que soupçonné à ce moment. Le souffle diastolique est retrouvé par intermittence.

Le pouls de Corrigan, le pouls capillaire, la danse des artères persistent.

Le malade meurt le 16.

Autopsie. — Epanchement de 200 à 300 grammes dans le péricarde sans lésion de la séreuse.

Cœur 850 grammes. Ventricule gauche énormément dilaté hypertrophié. Myocarde sain macroscopiquement.

Orifice mitral dilaté, laissant passer cinq doigts. Valvule mitrale saine. Pas de lésion du cœur droit.

Epreuve de l'eau positive au point de vue de l'insuffisance aortique. Les valvules sigmoïdes présentent toutes trois la même lésion ; leur bord libre forme un bourrelet qui en occupe toute l'étendue et ce bourrelet est un peu irrégulier, mamelonné et festonné, non crétacé, d'origine endocarditique.

Pas d'athérome de l'aorte.

Pas de lésion des coronaires.

Poumons. Splénisation au sommet gauche.

Congestion de tout le reste des deux poumons.

OBSERVATION VI (M. le Dr Mollard.)

(résumée dans le *Bulletin de la Société médicale des Hôpitaux de Lyon.*)

P. J.., monteur de métiers.

Antécédents héréditaires mal connus.

Antécédents personnels: Fièvre typhoïde à vingt-deux ans; à vingt, vingt-quatre, trente-quatre et quarante-quatre ans, attaques de rhumatisme articulaire aigu très graves, ayant duré toutes plus de six mois chacune.

Depuis le second accès, cardiopathie bien compensée jusqu'ici.

Entre à l'hôpital pour accidents d'asystolie débutante, choc en dôme. A l'auscultation signes d'insuffisance et de rétrécissement aortique et d'insuffisance et rétrécissement mitral. Pouls petit et bondissant, un peu irrégulier. Double souffle crural. Retard carotidien. Pouls capillaire unguéal et frontal.

Second séjour en septembre-octobre 1900.

Le choc en dôme a disparu et les battements sont mal perçus à la palpation, alors que l'on peut encore trouver le souffle diastolique de la base.

Autopsie. — Cœur 750 grammes.

Symphyse péricardique sans épaississement notable du péricarde. Les deux feuillets se laissent facilement dissocier, sauf en un point, vers la base de l'infundibulum où il existe une calosité de la largeur d'une pièce de 1 franc environ.

Insuffisance et rétrécissement mitral; les valves forment l'infundibulum; elles sont soudées, très épaissies, calcifiées même en quelques points. L'orifice n'admet qu'un doigt. Les valvules sigmoïdes de l'aorte sont aussi très épaissies, rigides, soudées sur une partie de leurs bords. Il y a évidemment à la fois rétrécissement et insuffisance. L'épreuve de l'eau ne laisse aucun doute sur la réalité de cette dernière lésion. Myocarde épaissi et semé de petites plaques de sclérose. Aorte saine, à peine quelques traces d'athérome. Coronaires libres.

OBSERVATION VII (M. le Dr Mollard.)

(résumée dans le *Bulletin de la Société médicale
des hôpitaux de Lyon.)*

B..., quarante-deux ans, imprimeur.

Antécédents héréditaires mal connus.

Antécédents personnels nuls, sauf un choc violent sur la région précordiale à l'âge de douze ans.

Ni syphilis ni alcoolisme.

Début des troubles cardiaques il y a dix mois.

Le malade entre à l'hôpital le 5 juin 1902 avec de la dyspnée et de l'œdème des membres inférieurs.

A la pointe le choc précordial donne une légère impression de dôme.

Souffle diastolique à foyer aortique accompagné d'autres bruits; on diagnostique rétrécissement et insuffisance mitrale accompagnant le rétrécissement et l'insuffisance aortique dont les signes périphériques sont peu accusés.

Mort le 11 juillet d'infarctus pulmonaire.

Autopsie. — Cœur 600 grammes, dilaté et hypertrophié.

Une plaque laiteuse au niveau de la pointe.

Le myocarde paraît sain.

L'aorte est souple et il n'y a pas d'athérome des coronaires.

Les sigmoïdes aortiques sont épaissies, rigides, infiltrées de sels calcaires, rétrécies et grandement insuffisantes.

La valvule mitrale est épaissie sans rétrécissement notable puisqu'elle admet deux doigts, mais absolument insuffisante à l'épreuve de l'eau.

OBSERVATION VIII (M. le Dr Mollard)

(résumée dans le *Bulletin de la Société médicale
des hôpitaux de Lyon.)*

L. J..., soixante-cinq ans, marchand des quatre-saisons.

Entre à l'hôpital le 8 novembre 1901 pour une hémiplégie récente.

Antécédents héréditaires impossibles à préciser.

Personnellement le malade a eu plusieurs atteintes de rhumatisme articulaire aigu.

Ethylisme.

Dyspnée d'effort depuis plusieurs années.

Signes d'hémorragie cérébrale récente.

Au cœur, choc énergique sur une large surface, souffle diastolique à la base.

Signes périphériques d'insuffisance aortique très nets.

En outre, souffle systolique de la pointe se propageant vers l'aisselle.

Autopsie. — Cœur 480 grammes.

Une plaque laiteuse à la face postérieure du ventricule droit.

Le myocarde paraît sain.

Le ventricule gauche dilaté surtout à la pointe, est très hypertrophié.

Insuffisance aortique à l'épreuve de l'eau, deux des valvules présentent au niveau de leur bord libre un épaississement très marqué qui les empêche de s'étaler complètemeut.

Le bord libre de la mitrale est aussi épaissi et sclérosé, mais la valvule est suffisante à l'épreuve de l'eau, Pas d'athérome aortique.

OBSERVATION IX (M. le Dr Mollard.)

D. J..., trente-six ans, cafetier, entre salle Saint-Eucher, 15, le 28 août 1901.

Antécédents héréditaires. — Mère morte à quatre-vingt-deux ans. Père mort de fièvre typhoïde.

Antécédents personnels. — Très bonne santé habituelle. A noter seulement un certain degré d'éthylisme professionnel.

Il y a trois ans, hydrocèle traitée à Saint-Pothain.

Il y a un an, à la suite de surmenage et de libations plus fréquentes et plus copieuses le malade commença à perdre l'appétit et ressentit divers malaises.

Il y a deux mois le malade vomit du sang à la suite d'une forte émotion.

Peu à peu il constate de l'œdème de ses membres inférieurs le mettant dans l'impossibilité de se chausser.

Depuis l'œdème a diminué à certains moments sans jamais disparaître complètement. Au moment où survint le vomissement de sang, le malade présenta deux jours durant des selles sanglantes.

A l'entrée le malade est légèrement oppressé, présente un facies pâle et des membres inférieurs œdématiés

L'auscultation du poumon fait entendre des râles fins d'œdème aux deux bases

L'exploration du cœur montre la pointe battant dans le sixième espace intercostal, faisant sentir à la palpation un frémissement diastolique perceptible surtout à la région précordiale et à la région aortique. Pas de choc en dôme. On ne perçoit pas par l'exploration rétro-sternale de battements de l'aorte.

La percussion montre la matité cardiaque augmentée, la matité aortique arrive jusqu'à la fourchette sternale.

A l'auscultation on trouve dans toute la région précordiale un souffle diastolique piaulant ; ce même souffle s'entend dans presque tout le thorax et est également perçu dans la région interscapulaire, légère arythmie.

Au cou, les jugulaires sont gonflées et turgescentes.

A la face et à la périphérie, on note, danse des artères, double souffle crural de Durosier, pouls capillaire, légère cyanose des lèvres et des extrémités digitales.

Pouls bondissant à 96 ; ce pouls augmente d'amplitude par l'élévation du bras.

De son entrée à son décès le malade très peu amélioré par la thérapeutique instituée présente des variations de son état général, sans que jamais l'œdème du poumon ou des membres inférieurs disparaisse complètement.

Autopsie. — On trouve un cœur volumineux du poids de 390 grammes.

Le myocarde est flasque, feuille morte avec un foyer de ramollissement du volume d'une noisette.

Sur le bord gauche du ventricule gauche, plusieurs plaques laiteuses péricardiques.

Au cœur droit, rien de particulier, sauf un caillot moulé dans l'auricule.

Au cœur gauche, mitrale saine mais insuffisante à l'épreuve de l'eau.

L'aorte est très dilatée, approximativement trois fois plus grosse qu'a l'état normal et d'un développement égal à neuf centimètres lorsqu'on l'étale au niveau du bord supérieur des sigmoïdes. Elle est pavée sur toute sa surface de plaques d'athérome à divers degrés de développement depuis la plaque gélatiniforme jusqu'a la plaque calcaire.

Au premier abord les valvules sigmoïdes paraissent absolument saines ; un seul noyau calcaire est situé sur la valvule adjacente à la paroi interventriculaire au niveau de son bord d'insertion, mais sans paraître entraver en rien le jeu valvulaire normal.

Toutefois, après un nouvel examen on constate que le bord inférieur de la valvule est retourné en dehors sur une certaine étendue ; cette valvule rigide est comme tendue par une bride venant de la partie moyenne.

Les coronaires largement ouvertes sont perméables sur tout leur trajet, sans athérome.

Epreuve de l'eau positive, insuffisance par dilatation et bride valvulaire constatée plus haut.

Foie 1510 grammes, muscade verdâtre très dur.

Rein sans congestion, 200 — 210 grammes.

Rate 310 grammes.

Aux poumons nombreux infarctus aux deux bases.

Pas d'autre lésion. Pas d'épanchement pleural. Intestin hyperhémié ; ni ulcération, ni infiltration sanguine; l'artère mésentérique supérieure suivie sur une partie de son trajet n'est pas oblitérée.

OBSERVATION X (M. le Dr Mollard.)

R. A., trente-deux ans, comptable, a fait un double séjour à l'hôpital de la Croix-Rousse, service de M. Mollard.

Il entre une première fois le 29 octobre 1900.

Antécédents héréditaires. Père mort d'hémorragie cérébrale. Mère morte de néoplasme du foie. Deux sœurs en bonne santé, le malade a une femme atteinte d'aliénation mentale, mais qui n'a jamais eu ni enfant ni fausse couche.

Personnellement, rhumatisme articulaire souvent aigu, localisé surtout aux genoux mais récidivant. Pas de syphilis, un peu d'alcoolisme. Le malade est très gros mangeur. Il y a quelques années, atteintes de bronchite.

Le malade se fait hospitaliser pour une dispnée qui date de deux mois et de l'œdème des membres inférieurs.

A l'entrée, malade gros et obèse.

Au cœur, la pointe est assez difficile à localiser, cependant son maximum paraît être dans le sixième espace à deux travers de doigt en dehors du mamelon. *Le choc en dôme cherché avec soin n'a pas été trouvé.* La percussion montre une grosse matité du cœur gauche. A l'auscultation, on trouve un souffle systolique à timbre doux de la pointe avec propagation à l'aisselle, non dans le dos.

A la base, le deuxième bruit est clangoreux à l'orifice aortique, à l'orifice pulmonaire frottement diastolique, à l'appendice xiphoïde on perçoit encore le frottement diastolique de la région mésocardiaque, mais c'est surtout dans le 4e espace, près du sternum, que se produit un bruit de froufrou intense avec un léger galop qui rythme le frottement. Le pouls est fort et hypertendu. Pas de pouls unguéal ni frontal. Pas de battement carotidien, ni souffle de Durozier ni retard carotidien, aux poumons on trouve des râles fins d'œdème aux deux bases remontant jusqu'à l'omoplate, surtout à gauche. Intestin normal, ni diarrhée, ni vomissement.

Le foie mobile et gros dépasse de deux travers de doigt le rebord des fausses côtes.

Œdème mou et blanc aux membres inférieurs. Urines rares avec léger disque d'albumine.

Petits signes de brightisme.

Pendant le séjour on trouve un souffle diastolique de la base, prolongé et à timbre aspiratif. Les frottements disparaissent en même temps que la dyspnée au repos et l'albumine.

Le souffle diastolique de la base devient plus net à mesure que diminue le souffle systolique, le double souffle intermittent crural est alors perçu.

Les 27 et 28 novembre, crises d'asystolie occasionnées par le manque de dépuration urinaire que produit un retrécissement mitral ancien

Après quelques oscillations de l'état général, le malade se sent beaucoup mieux et quitte le service le 31 janvier.

Il rentre à nouveau le 14 mars en état d'asystolie avec une dyspnée excessive et un œdème considérable ayant envahi même les membres supérieurs et permettant la formation du godet caractéristique par la pression sur la paume de la main.

Le cœur bat à 152 pulsations à la minute ; les battements sont rapides mais réguliers ; à la base le deuxième bruit est remplacé par un souffle très intense, le premier bruit est faible et nettement soufflé.

A la pointe et dans la région méso-cardiaque les deux bruits sont remplacés par deux sifflements pareils à deux râles sibilants.

Aux poumons, râles fins d'œdème pulmonaire aux bases.

Foie douloureux avec battements.

Urines très claires, très rares, très albumineuses.

La mort survient trois jours après par l'aggravation de tous les symptômes.

Autopsie. — Le cœur pèse 570. Il n'y a rien dans le péricarde. Pas d'adhérences, mais une plaque laiteuse sur la face postérieure du ventricule droit.

A l'ouverture du cœur, le ventricule droit est petit et comme appendu au ventricule gauche qui est dilaté et très hypertrophié ; à l'épreuve de l'eau insuffisance aortique très nette, l'une des valvules ne s'abaisse pas.

Après avoir coupé l'aorte, on se rend compte que cette valvule est seule touchée, un peu rétractée et s'adossant mal aux autres.

. La mitrale est saine, les coronaires sont perméables.

L'aorte dilatée, surtout au niveau de la crosse, est pavée sur toute sa hauteur de larges plaques jaunes et molles au toucher d'artérite en évolution, mais pas d'athérome calcaire.

Foie muscade et abaissé.

Poumons avec de la congestion et des infarctus aux bases.

OBSERVATION XI (M. le Dr Mollard).

D. B...., quarante-sept ans, marinier, entre le 22 janvier 1900, salle Sainte-Irénée, à l'hôpital de la Croix-Rousse.

Antécédents héréditaires. Père mort du charbon, mère morte en couches. Plusieurs frères ou sœurs en bonne santé.

Marié et père de sept enfants, le malade qui présente une blessure du poignet avec section de la radiale a eu plusieurs petites bronchites, une attaque de rhumatisme articulaire aigu localisé aux épaules et ayant duré vingt jours, présente en outre de l'éthylisme très net.

Il y a deux mois, le malade eut des vomissements de liquides muqueux et glaireux, mais sans mélange de matières alimentaires ; les vomissements ayant cessé, le malade commença à tousser et à cracher, mais n'eut jamais d'hémoptysie ; son appétit diminua et l'amaigrissement devint rapide.

A la même époque s'établit une gêne respiratoire considérable avec sensation de constriction thoracique ; à un moment quelconque de la journée ou de la nuit sous l'influence d'une émotion, l'angoisse précordiale augmente s'accompagnant de douleurs thoraciques irradiées dans tout le bras gauche de son extrémité à sa racine.

Ces exacerbations de très peu de durée étaient bien calmées par des inhalations de nitrite d'amyle. Le bras gauche est le siège de fourmillements presque constants en dehors des crises elles-mêmes.

A l'entrée, la pointe du cœur est difficile à localiser, elle paraît cependant battre dans le sixième espace au-dessous du mamelon; la palpation reçoit un choc précordial très faible; la matité est accrue dans les différents sens, mais surtout à la partie inférieure; à l'auscultation le rythme est rapide mais régulier. On perçoit un souffle systolique dont le maximum est à la pointe avec propagation vers l'aisselle, mais sans propagation dans le dos ; on le retrouve encore à la base et le long du bord gauche du sternum, mais dans ces points il est associé à un souffle diastolique.

Dans le deuxième espace à droite, le souffle systolique est très faible, souvent absent, mais le souffle diastolique est intense et le deuxième bruit légèrement éclatant.

Ces deux souffles ont un timbre dur et râpeux.

Dans la position assise le souffle systolique diminue ou disparaît, mais le diastolique persiste.

Pouls rapide à 112, un peu bondissant. Pas de pouls capillaire, à la crurale double ton. Un peu de danse des carotides, les artères ne sont pas dures.

Aux poumons, submatité à doite avec légère augmentation des vibrations de ce côté, obscurité respiratoire, pas de râles, expectoration faible, muqueuse et aérée.

A la face, teinte jaunâtre des conjonctives et des téguments.

Le foie est perçu à trois travers de doigt au-dessous du mamelon et déborde d'autant les fausses côtes.

Pas d'ascite. Pas d'œdème des membres inférieurs.

Un peu d'œdème latent vers les malléoles. Quelques épistaxis. Pas d'albumine.

Le 26 juin, expectoration de crachats rouge vif.

Dyspnée plus intense. Dans toute la région précordiale et

jusque dans l'aiselle et au niveau de la clavicule on entend un souffle diastolique intense.

Le deuxième bruit est entièrement effacé, le premier se perçoit à peine. Pas d'arythmie. Pouls à 112.

Aux poumons, souffle bronchique peu intense aux deux sommets, mais surtout à droite. Pas de râles.

Les symptômes pulmonaires s'accentuent et survient un point de côté, de la submatité de tout le côté droit du souffle bronchique de gros râles bulbeux disséminés, et le malade meurt après avoir présenté une recrudescence de son ictère, des hémoptysies, du refroidissement des extrémités. On trouve à l'autopsie :

Un poumon droit pesant 1150 grammes de densité accrue, par conséquent avec un œdème massif et des infarctus.

Le foie est muscade sclérosé, crie sous le scalpel; il pèse 1500 grammes. Les reins sont sains.

Au cœur, pas de lésion de la séreuse péricardique.

Le myocarde est jaune, mou, non friable, il n'a pas de sclérose visible à l'œil nu.

L'aorte est très altérée, toute la crosse est épaissie et rigide ; sa surface antérieure est mamelonnée de saillies gélatiniformes, sans plaques calcaires, donc lésions récentes.

Les coronaires sont rétrécies, mais pas imperméables, et n'ont pas d'athérome.

Les sigmoïdes aortiques sont épaissies, leur bord libre est sclérosé et manifestement raccourci, leur insuffisance est nette, à l'épreuve de l'eau.

L'orifice mitral dilaté admet trois doigts; à l'épreuve de l'eau. Ses valvules viennent au contact et, s'il existe une insuffisance, elle est purement fonctionnelle et due à la dilatation de l'orifice.

III

La pratique systématique du palper dans toutes les affections cardiaques va maintenant nous montrer des causes absolument étrangères à l'insuffisance aortique susceptibles de nous donner comme elle la sensation du choc en dôme. On en arrive ainsi à cette conclusion que, dans les conditions déterminées au chapitre précédent, toute hypertrophie du cœur, quelle qu'en soit la nature, qu'elle soit localisée au ventricule ou généralisée à tout le viscère est capable de nous la fournir.

Cette extension dans les causes de production du dôme n'est pas sans diminuer considérablement sa valeur diagnostique puisque sa présence, *inconstante* comme on vient de le voir, n'est même plus en ce cas un indice *certain* d'insuffisance aortique.

La sclérose diffuse du myocarde, si fréquente à partir d'un certain âge, relève de deux causes, l'athérome, rouille de la vie, disait Peter, et fonction des toxi-infections organiques et les affections valvulaires antérieures. Dans les deux cas, le cœur hypertrophié abaisse sa pointe et lui imprime un soulèvement systolique nettement visible, dont l'étendue et l'énergie, dit M. Pierre Merklen, donnent la sensation du dôme. La littérature médicale manque d'observations probantes à ce sujet, et il est impossible de confirmer cette opinion, mais l'autorité de son auteur et le rapprochement qu'on en peut faire du cas suivant fourni par M. Mollard lui donnent une quasi-certitude que les faits ne sauraient tarder à établir.

L'éminent médecin de Laennec, consulté par nous sur le cas que M. le professeur Bard disait avoir vu dans son service et où une péricardite masquait le dôme, cette absence du dôme lui ayant suffi pour faire

le diagnostic, a bien voulu nous répondre à ce sujet
Dans sa lettre que nous nous permettons de publier,
M. Pierre Merklen qui ne se souvient pas du malade,
objet de la communication de M. le professeur Bard,
cite un autre cas pour lequel il confirme ce passage de
son volume « Examen et séméiotique du cœur » où il
croit *la myocardite chronique hypertrophique* capable
de donner le choc en dôme.

Au cours d'une épidémie de fièvre typhoïde où les
cent cas traités furent examinés avec soin au point de
vue du cœur, M. Mollard, dont une étude antérieure
des myocardites parenchymateuses avait consacré la
compétence en la question, rencontra sur un de ses con-
valescents l'existence du choc en dôme. Comme on le
voit par l'observation XII, on avait affaire ici à une
myocardite légère et presque latente, portant sur un
cœur quelque peu hypertrophié, mais où rien ne per-
mettait de songer à une maladie de Corrigan ; le dôme
traduisait donc à la main une *myocardite subaiguë.*

A l'objection que l'on pourrait faire d'un cas unique,
il est aisé de répondre en montrant par la statistique
combien la balnéation froide, systématique, a réduit la
fréquence de la myocardite en s'opposant à l'élévation
du degré thermique et à la production de l'état ataxo-
adynamique qui en sont les facteurs essentiels. Rien
d'étonnant à ce que, dans la myocardite, complication
typhique devenue rare, un symptôme peu fréquent ne
devienne *exceptionnel.* Le choc en dôme retrouvé par
M. Mollard donne raison à cette idée, par ce seul fait
qu'il est dû à une suspension de la thérapeutique de
Bard nécessitée par une rechute mal déterminée.

Les travaux de Landouzy et Siredey, ayant montré le lien qui unissait entre elles les différentes myocardites, il n'a plus été fait depuis ce moment qu'une seule description prenant pour type la myocardite post-typhique. Il ne semble donc pas irrationnel d'admettre qu'à l'occasion la diphtérie, la variole, la grippe ou la pneumonie pourront toucher le cœur et lui faire pro-duire du dôme tout comme la typhoïde.

Une autre conclusion semble permise, quoique beau-coup plus théorique ; c'est la possibilité d'expliquer, par la permanence d'un état transitoire, les symptômes retrouvés identiques dans l'affection chronique et dans l'affection subaiguë. L'état de la fibre cardiaque étant supposé rester le même, la dilatation commune suffirait alors à donner le choc en dôme retrouvé dans les deux cas.

L'ancien chapitre pathologique de l'hypertrophie cardiaque, très nettement divisé aujourd'hui et réparti entre les affections primitives qui se partagent sa pro-duction, doit être tout entier passé en revue.

Si dans les cas étiquetés *hypertrophie physiologique*, il est rare qu'on trouve jamais la transformation du choc, l'hypertrophie de croissance n'étant plus admise depuis les travaux de Potain confirmés par M. le professeur Bard, l'hypertrophie du travail et celle de la grossesse n'étant jamais suffisantes pour produire du dôme, il n'en est pas de même de *l'hypertrophie pathologique*. Ici certaines formes ne nous arrêteront évidemment pas et nous ne saurions tirer aucune conclusion pour les hypertrophies idiopathiques un peu particulières signalées chez les mineurs de Cornouailles, les bûcherons de Tubinge et les buveurs de bière de Munich, ces formes n'étant vraisemblablement qu'une exagération de l'état physiologique, mais le cœur rénal et celui de la malade de Bassedow nous montreront chacun un cas de choc en dôme.

La première de ces observations (obs. XIII) est personnelle, le malade que nous eûmes à examiner dans le service de M. le professeur Jaboulay, lors de notre épreuve de clinique chirurgicale, frappa notre attention au point de vue de son choc cardiaque.

Le cas était intéressant et nous retrouvions le malade dans le service les jours suivants notant ce qu'il y avait de plus caractéristique dans son état. La lecture de cette observation n'entraîne pas forcément la conviction, nous en convenons aisément; du fait qu'elle n'a pas été controlée par d'autres, elle perd de sa valeur, mais si elle ne doit pas être tenue comme preuve, elle n'en indique pas moins la possibilité, la probabilité même d'un fait jusqu'à présent méconnu et dont le contraire mérite au moins d'être prouvé, ce qui n'est pas encore fait.

La seconde observation est due à M. Chatin. Le malade dont il est question (obs. XIV) présentait tous les signes physiques du mal de Bright, albuminurie, grands œdèmes, dyspnée, bruit de galop et le diagnostic s'imposait, malgré le *choc en dôme retrouvé très net*, il fut posé, et l'autopsie vint le confirmer. De ce cas intéressant on peut déduire plusieurs choses : que la péricardite doit être assez abondante pour masquer le dôme, puisqu'on voit ici 8o grammes de liquide ne pas le faire disparaître ou plutôt que la lésion de la séreuse

et son épaississement sont dans ce cas bien plus importants que l'épanchement liquide, comme nous l'avons
admis page 35. Le cœur était ici comme dans les
observations de M. Mollard d'un poids bien supérieur
à la normale, il atteignait 540 grammes, ce qui est peu
pour un symptôme aussi net, mais ce qui s'explique si
l'on remarque que la fibre cardiaque était ici sans aucune
lésion. M. Devic n'ayant trouvé au microscope que de
la myocardiie interstitielle qui traduisait des lésions
mécaniques mais non infectieuses.

Cette observation confirmée à l'autopsie tend à faire
admettre de plus en plus que le choc en dôme est le
produit de deux facteurs : *hypertrophie plastique* et
dynamisme qui peuvent balancer leurs effets, l'un se
trouvant en raison inverse de l'autre sans que le symptôme en soit modifié.

Le fait ici ne semble pas discutable, et l'on est bien
obligé de faire abstraction de la localisation de l'hypertrophie dans l'étude du dôme, puisque le cœur de
Traube avec sa dilatation hypertrophique portant sur
tout le ventricule gauche est capable de donner la sensation du dôme.

On ne saurait invoquer ici la lésion du myocarde et
dire que le symptôme n'est apparu qu'à cause de la myocardite, puisque cette dégénérescence secondaire est de
règle, importe peu, ne touchant pas l'élément noble et
admise par tous puisqu'elle explique bien toutes les
théories, même celles du cœur parallèle lancé par Gull
et Sutton. Il n'y a à proprement parler pas plus de myocardite dans le cœur rénal que dans le cœur de l'insuffisance, et il serait absurde d'en faire la cause du dôme.

Pour terminer la série des affections où le choc en dôme a été retrouvé, il reste à parler des deux cas où M. Mollard le constate dans l'insuffisance mitrale ; la relation en a été donnée dans le numéro du 23 décembre du *Lyon Médical* et nous la reproduisons dans nos observations XV et XVI. Evidemment la certitude n'existe pas, mais les plus grandes probabilités sont en faveur du diagnostic porté ; on ne voit d'ailleurs pas bien sur quelle base on appuierait une opinion contraire, M. Mollard ayant discuté le seul signe un peu sujet à caution et montré que (obs. XV) le souffle diastolique coexistant avec un frémissement cataire intense ne peut être le fait de l'insuffisance aortique, que celle-ci prend d'habitude le pas sur les autres affections valvulaires en cas de coexistence et ne peut être long-temps méconnue. Ce qui manque ici et ce dont se plaint M. le professeur Bard, c'est l'examen anatomique, n'admettant pas qu'il puisse exister encore « quelques-unes de ces observations caractéristiques où le diagnostic s'impose par la présence d'autres signes et qui doivent satisfaire même le plus sceptique », observations qui établirent dans la thèse de M. Tanton et confirmèrent rationnellement la valeur diagnostique du choc en dôme [1].

[1] Thèse de Tanton, p. 53.

Opinion de M. le Dʳ Pierre Merklen
Médecin de l'hôpital Laënnec.

Ayant demandé à M. Pierre Merklen la relation du cas invoqué par M. le professeur Bard, dans sa réponse à M. Mollard *(Lyon Médical du 30 décembre 1900)*, l'éminent médecin de Laënnec a bien voulu écrire ce qui suit et nous faire connaître qu'il admettait toujours la possibilité de trouver du choc en dôme au cours de la myocardite chronique hypertrophique. Comme il y a eu à ce sujet confusion de faits, nous nous permettons de donner sa lettre elle-même :

Monsieur,

Je vous demande de ne pas faire état de mon observation. M. Bard a fait très involontairement une confusion. Je lui avais montré une malade pour laquelle il avait rejeté, en se basant uniquement sur l'absence de la vibration mitrale et malgré un dédoublement permanent du deuxième bruit, le diagnostic de rétrécissement mitral : l'autopsie lui a donné raison.

Je lui avais soumis aussi un homme présentant le choc de dôme sans autres signes d'insuffisance aortique, et pour lequel j'avais porté le diagnostic de dilatation hypertrophique par myocardite chronique M. Bard a tenu bon pour l'insuffisance aortique, mais je n'ai jamais pu infirmer ni confirmer son diagnostic, le malade étant mort chez lui deux ans après. Je dois dire que le choc en dôme a toujours été le seul signe possible d'une insuffisance aortique que, pour ma part, je n'ai jamais admise.

Dʳ Pierre Mᴇʀᴄᴋʟᴇɴ.

Paris, le 3 juillet 1902.

OBSERVATION XII (inédite).

(Recueillie par M. Mollard.)

G. H...,.trente-neuf ans, corroyeur, rentre salle Saint-Albert lit n° 11, le 20 octobre 1899.

Pas de maladies antérieures.

Le malade a eu une typhoïde qui traitée par la méthode de Brand a nécessité vingt-neuf bains.

Il eut à un moment de sa pyrexie une rechute ayant duré environ trois semaines et qui fit suspendre la balnéation.

Pas d'autres complications. Le malade s'alimente depuis douze jours. Son appétit est bon.

Il n'a ni diarrhée, ni constipation, mais quelques coliques.

Au cœur, la pointe bat très fort dans le cinquième espace intercostal sur la ligne mamelonnaire et même en dehors d'elle.

Pulsations régulières, 80 à la minute.

A la pointe, le premier bruit est sourd, traînant, un peu soufflant un peu au-dessus et en dehors de la pointe dans un espace très limité, le second bruit est remplacé par un bruit à timbre bien spécial, flottant, râpeux, constant.

Rien aux orifices de la base.

24 octobre. — Premier bruit éclatant dans la région mésocardiaque.

26 octobre. — 90 pulsations. Souffle systolique à la pointe ne se propageant pas dans l'aisselle. Léger souffle à l'orifice pulmonaire.

7 novembre. — Arythmie très nette. Le souffle pulmonaire a disparu, mais le souffle systolique de la pointe et de la région moyenne est très net.

Jamais de troubles fonctionnels.

Les signes physiques s'atténuent peu à peu jusqu'à l'époque où le malade sort du service.

OBSERVATION XIII (personnelle).
(recueillie dans le service de M. le professeur Jaboulay.)

B. C.... vingt-neuf ans, cultivateur, rentre dans le service le 10 juin 1902.

Parents bien portants.

Pas d'affections nerveuses dans les antécédents.

Cependant, toute la famille aurait, au dire du malade, un tempérament vif.

Coqueluche à trois ans.

Pas d'autre affection aiguë.

Le malade est nerveux et emporté, et a eu jusqu'à très tard de l'incontinence nocturne d'urine.

Jusqu'à vingt ans, santé excellente, quand le malade fait quatre ans de service militaire, dont il passe deux au Sénégal, deux en Cochinchine, où il a successivement de la fièvre intermittente et de la dysenterie.

A la suite de la dysenterie dont la forme grave a nécessité plusieurs séjours à l'hôpital, le malade constate du tremblement de ses mains et de ses membres supérieurs. et le médecin lui trouve un goitre, ce qui le fait réformer.

A l'entrée à l'Hôtel-Dieu :

Malade amaigri présente le tableau symptomatique complet de la maladie de Basedow.

Goitre.

Exophtalmie.

Tremblement.

Le cœur bat à 114 fois à la minute et frappe violemment la paroi thoracique donnant la sensation d'un dôme élargi, mais bien circonscrit dans des artères carotides .

Battements épigastriques.

Le malade, soumis à un traitement par la quinine n'ayant pas d'amélioration on pratique la sympathectomie à droite le 24 juin.

Le malade revu quelques jours après ne présente plus alors

qu'une exophtalmie très minime ; la tachychardie est considérablement diminué et le choc en dôme a complètement disparu.

OBSERVATION XIV (M. le Dr Chatin)

(Publiée dans le Bull. de la Soc. méd. des Hôpit. de Lyon.)

M. P., âgé de cinquante-trois ans, cordonnier, entre à
l'hôpital de la Croix-Rousse le 8 octobre 1901. Le diagnostic
alors porté est néphrite chronique. Hypertrophie du cœur avec
galop. Les antécédents-héréditaires et personnels ne présentent
rien d'intéressant et le malade fait remonter à l'année précédente
le début de sa maladie. En avril 1900, il entra à l'Hôtel-Dieu
pour de l'essoufflement et de l'enflure des jambes. On le traita
par la digitale et il sortit trois semaines après, très amélioré. Au
mois de juin, deuxième séjour à l'hôpital, occasionné par les
mêmes symptômes. On avait constaté, chez le malade, à ce moment, de l'albuminurie et un bruit de galop. Envoyé en convà-
lescence à Longchêne, il présenta de l'enflure généralisée et l'on
retira par la ponction 2 litres de l'une de ses plèvres.

A son entrée à la Croix-Rousse, 8 octobre 1901, le malade
présente de la dyspnée et de l'œdème des jambes ayant débuté
huit jours auparavant.

Il existe une hypertrophie du cœur assez marquée : pointe
abaissée et déviée en dehors. Tachycardie et arythmie. Bruit de
galop. Pas de souffle.

Les urines sont peu abondantes, foncées et contiennent un
gros disque d'albumine.

Amélioration assez rapide par la digitale.

4 novembre, — Les urines ne contiennent plus d'albumine.
Pouls : 88. Tension : 15 (sphygmomanomètre de Potain). Le
bruit de galop persiste. Pas de souffle.

20 novembre. — Bruit de galop très net.

Deuxième séjour à la Croix-Rousse le 3 janvier 1902. On note,
à ce moment, les faits suivants :

Le malade a fait, depuis qu'il a quitté le service, un séjour d'un mois à Longchêne. Il en est sorti il y a douze jours, pendant lesquels il s'est senti bien.

Hier il a été repris, assez brusquement, de frissons, de dyspnée avec sensations de palpitations cardiaques et d'étouffement.

Il offre à son entrée un aspect d'anémie très prononcé. Forte dyspnée. Pas d'œdème.

Le pouls est fréquent (132 pulsations à la minute,) régulier.

Au cœur la pointe bat dans le sixième espace intercostal à peu près sur la ligne mamelonnaire ou très légèrement en dehors. La pointe donne une impulsion forte et une *sensation de choc en dôme très nette constatée par plusieurs observateurs et absolument comparable à celle que donne un cœur hypertrophié dans un cas d'insuffisance aortique.* Il existe de la tachycardie sans arythmie. Les contractions sont énergiques et, néanmoins, les bruits paraissent d'un timbre un peu assourdi. On entend, dans toute la région précordiale et surtout quand on se rapproche de la pointe, un bruit de galop, diastolique très net. De plus, dans la région de la base et en descendant le long du bord gauche du sternum, on entend un bruit surajouté, souffle ou frottement méso-systolique.

La pression du séthoscope est cause d'une douleur que le malade affirme assez forte.

- A cause de la sensation de choc en dôme, on recherche tous les signes d'insuffisance aortique. Il n'existe pas de souffle diatolique. La tension au sphygmomanomètre de Potain est de 17. Battements carotidiens assez intenses. Pas de pouls de Corrigan ; pas de double souffle de Duroziez ; pas de pouls unguéal.

Rien aux poumons, sauf un peu d'obscurité aux bases, surtout à droite.

Les urines contiennent un peu d'albumine.

Pas de fièvre.

Le malade meurt dans une syncope, le 5 janvier.

Le diagnostic clinique avait été néphrite avec gros cœur sans insuffisance aortique. Péricardite ou plaque laiteuse du péricarde pour expliquer le frottement.

Autopsie. — Elle confirme le diagnostic. A l'ouverture du péricarde on trouve 60 à 80 centimètres cubes de pus jaunâtre, épais, mais assez liquide. La séreuse viscérale paraît à peu près indemne. La séreuse pariétale, par contre, est rouge, enflammée, dépolie.

Le cœur est gros : il pèse 540 grammes. Il est à la fois hypertrophié et dilaté, avec prédominance pour le ventricule gauche. *La dilatation rend la pointe un peu globuleuse, comme dans un cas d'hypertrophie par insuffisance aortique. Les valvules aortiques sont suffisantes à l'épreuve de l'eau et paraissent absolument saines.* Il en est de même des autres orifices du cœur. Persistance du trou de Botal, avec orifice ayant à peu près les dimensions d'une pièce de 50 centimes. L'aorte, saine et souple dans l'ensemble, présente quelques plaques jaunes d'athérome à peine indiquées et petites.

Le myocarde, épaissi, présente des travées fibreuses de myocardite. Au niveau de la partie inférieure de la paroi interventriculaire, dans le ventricule gauche, large plaque d'endocardite pariétale ancienne.

L'examen microscopique, par M. le Dr Devic, montre de la myocardite interstitielle.

Reins de volume normal ; microscopiquement, on ne peut y constater de grosses altérations. Ils sont durs à la coupe, congestionnés.

Poumons emphysémateux avec de la congestion des bases.

Grosse rate.

Foie d'aspect un peu muscade.

Cerveau sain.

OBSERVATION XV (M. le Dr Mollard.)

(in *Lyon Médical* du 23 décembre 1900.)

C. B..., quarante-sept ans, manœuvre, entre à l'hôpital de la Croix-Rousse, salle Saint-Irénée, nº 46, le 8 août 1900. Il a eu deux atteintes violentes et généralisées de rhumatisme articulaire aigu. Pas d'autre antécédent pathologique important. Ni alcoolisme, ni syphilis.

Il vient à l'hôpital parce qu'il a eu, il y a trois semaines, une hémoptysie qui a été accompagnée d'un point de côté. Il a craché environ un demi-verre de sang, et depuis lors, à deux reprises, il a rejeté quelques crachats sanguinolents. Il n'attire pas l'attention du côté de son cœur, et il faut le soumettre à un interrogatoire précis pour lui faire dire qu'il a de la dyspnée d'effort depuis plusieurs années, qu'il éprouve fréquemment des palpitations avec angoisse précordiale, mais sans véritable angor pectoris, qu'il est sujet enfin à des étourdissements. Au cours de ceux-ci, il se sent, dit-il, mourir, et il tombe, mais non brusquement, car il a le temps de choisir le lieu de sa chute.

A l'examen du cœur, on constate les signes suivants :

La pointe bat dans le 6e espace sur la ligne mamelonnaire. Il existe à son niveau, entre la 6e et la 7e côte, une tuméfaction arrondie qui mesure trois travers de doigt de diamètre et qui est animée de battements. La palpation donne nettement l'impression d'une boule qui se durcit sous la main pendant la systole. Cette sensation est suivie d'un frémissement cataire diastolique. L'examen de la paroi thoracique permet de constater un écartement anormal entre la 6e et la 7e côte, au niveau de la pointe du cœur. Il s'agit vraisemblablement d'une difformité congénitale. La matité cardiaque est notablement augmentée.

A l'auscultation, on entend à la pointe un souffle systolique en jet de vapeur, excessivement intense, se propageant dans l'aisselle et dans toute l'étendue du thorax en arrière, et un souffle diastolique, moins intense que le précédent, mais très net et se propageant aussi du côté de l'aisselle et dans le dos du côté gauche. A la base du cœur, à l'appendice xiphoïde et dans toute la région précordiale, on entend les mêmes souffles diastolique et systolique qui s'atténuent à mesure qu'on s'éloigne de la pointe. On entend aussi partout un dédoublement du second temps.

Le malade a le facies mitral. Il présente une teinte lilas des lèvres, de la rougeur des pommettes. Le pouls est petit et irrégulier. Il n'y a pas de double souffle crural, ni de pouls capillaire.

Le foie n'est ni gros ni douloureux. Les poumons sont normaux. Il n'y a pas d'œdème des membres inférieurs, ni d'albuminurie.

Il quitte l'hôpital le 21 août 1900 sans avoir présenté de nouveaux symptômes.

OBSERVATION XVI (M. le Dr Mollard.)
(in *Lyon Médical* du 23 décembre 1900.)

R. J..., quarante-trois ans, apprêteur, entre à l'hôpital de la Croix-Rousse, salle Saint-Irénée, n° 14, le 31 octobre 1900.

On ne relève dans les antécédents qu'une attaque de rhumatisme articulaire aigu généralisé, ayant cloué le malade au lit pendant sept semaines à l'âge de vingt ans. Ni syphilis, ni alcoolisme.

Il y a cinq ans, à l'occasion d'une affection pulmonaire aiguë, le malade eut une grosse hémoptysie. Il fit alors un premier séjour à l'hôpital, où l'on diagnostiqua une maladie de cœur. Il se reposa pendant plusieurs mois, puis reprit son travail. Il a suivi depuis lors constamment le régime lacto-végétal. Depuis quinze jours seulement, il a cessé de travailler, à cause de douleurs thoraciques violentes, d'abord localisées à droite, puis à gauche et survenant par crises.

Actuellement, le malade présente le facies mitral avec une teinte cyanique des pommettes et des lèvres. Il éprouve des palpitations et une dyspnée assez vive, continue et exaspérée par l'effort.

La pointe du cœur bat dans le 6e espace, sur la ligne mamelonnaire Le choc est très net : tant à la vue qu'à la palpation ; il se fait sous la forme caractéristique du dôme. La matité précordiale est très élargie. Il existe un thrill diastolique intense.

A l'auscultation, on entend un souffle systolique très fort, prolongé, en jet de vapeur, qui a son maximum à la pointe et qui se propage dans l'aisselle et dans le dos du côté gauche. Ce souffle est suivi, dans la région de la pointe, d'un autre souffle plus grave, diastolique, qui ne se propage pas. A la base du cœur,

on n'entend pas de souffle, les bruits sont seulement assourdis.
Pas de dédoublement du second temps.

Arythmie très accusée.

Le pouls radial est excessivement petit, fréquent et arythmique.

Pas d'œdème des jambes, ni de stase dans les veines du cou.

Le foie est un peu augmenté de volume. Il déborde les fausses
côtes de cinq travers de doigt, envahit la région épigastrique ; il
est douloureux à la pression. Les poumons ne présentent pas
d'autre anomalie que des râles d'œdème à la base gauche.

Les urines sont rares, foncées et légèrement albumineuses.

1er novembre. — Le malade se plaint de douleurs dans la région axillaire gauche ; on perçoit à ce niveau quelques frottements légers. L'albuminurie a disparu.

6 novembre. — Le malade a pris depuis quelques jours de la
digitale. Il est amélioré. Le cœur est ralenti. Pas d'albumine
dans les urines. A l'examen de la région précordiale, outre les
signes précédemment mentionnés, on constate une dépression
systolique très nette tout autour du choc de la pointe. Mais ce
dernier se fait toujours en saillie et sous forme de dôme. La pointe
se déplace très bien dans les changements de position. On note
de plus que le souffle diastolique a pris le timbre caractéristique
du roulement et qu'il existe à la pointe un dédoublement du
second temps.

24 novembre. — Le malade sort très amélioré. A l'heure
actuelle, les signes cardiaques sont d'une extrême netteté. Choc
de la pointe dans le 6e espace intercostal. Soulèvement en dôme
entouré d'une zone de dépression systolique. Thrill diastolique
intense et prolongé, perceptible seulement à la pointe. A l'auscultation, rythme mitral typique : roulement diastolique, souffle
systolique, dédoublement du second temps. Les bruits de la base
sont tout à fait purs. Rien d'anormal aux poumons. Aucune
trace de stase veineuse. Pas d'albuminurie.

IV

A la suite du premier cas signalé par Fürbringer en

1880 et des discussions sur l'existence possible d'insuffisance aortique sans souffle qui occupèrent de 1883 à 1887 la Société de médecine interne de Berlin, les cliniciens étrangers, mais surtout allemands, publièrent nombre d'observations de ce genre, avec vérification anatomique. Leyden, Litten, Guttmann, Gerhardt et von Weismar contribuèrent à la délimitation de cette modalité nosologique nouvelle qu'est la *maladie de Corrigan sans souffle*.

Comme le fait remarquer dans sa thèse M. Tanton, ici comme dans beaucoup de problèmes médicaux, les faits ne sont pas apparus et n'ont pas été acceptés d'emblée, l'honneur d'une découverte revient rarement à une seule époque, jamais à un même homme et les savants allemands avaient eu dans Durozier un précurseur qui les mettait en pleine voie quand il disait :

« On ne s'étonne pas d'une insuffisance mitrale sans souffle, on ne doit pas s'étonner non plus d'une insuffisance aortique sans souffle. »

Avant d'aborder l'étude des difficultés que présente son diagnostic, il y a lieu de dire ce qu'est l'affection elle-même... Et d'abord, quand y aura-t-il insuffisance aortique? Cliniquement, c'est impossible à dire, puisque le souffle diastolique, symptôme habituel, nous manque, que le choc en dôme est l'objet du litige et comme tel soumis à discussion, le syndrome périphérique restant seul pour mettre sur la voie d'un diagnostic impossible à poser nettement.

Anatomiquement la chose semble plus aisée, puisqu'on dispose à l'amphithéâtre de l'épreuve de l'eau; il y a lieu cependant de prendre garde. Bien que généralement considérée comme pathognomonique, cette vérification a été discutée par des auteurs éminents. Durozier et, après lui, MM. Tripier et Devic insistent sur la difficulté de reconnaître véritablement sur le cadavre l'insuffisance aortique, l'épreuve de l'eau pouvant induire en erreur par suite de la présence de caillots entre les valvules, d'une pression insuffisante de l'eau dans l'aorte, de la section des artères coronaires, par où s'échappent quelquefois le liquide retenu par les sigmoïdes. Gehrardt est du même avis et déclare catégoriquement nos moyens d'investigation anatomo-pathologiques inexacts.

On doit cependant s'entendre et la discussion ne devient possible qu'à ce prix. Il semble qu'en prenant soin d'éviter toutes ces causes d'erreur, en débarrassant soigneusement la cavité ventriculaire de son contenu et en faisant couler l'eau d'une certaine hauteur pour produire une pression analogue à celle de la tension intra-aortique normale, on se rapprochera suffisamment des conditions physiologiques pour pouvoir affirmer ou rejeter l'existence d'une lésion. Ce n'est donc plus à la suite de constatations grossières, mais par un essai méthodique et des expériences très précises que, dans ces cas où les signes physiques ont fait défaut, il sera permis de conclure sur le cadavre à l'insuffisance aortique.

Dans un mémoire écrit à ce sujet, M. Paviot faisait la preuve de l'absence de souffle dans certaines maladies de Corrigan, distingue une absence permanente et une absence transitoire. Cette preuve est actuellement bien établie, acceptée par des hommes de compétence indiscutable tels que Leyden, Litten, Leube, Bard, et nous ne reprendrons pas les observations publiées à ce sujet et que l'on retrouvera dans la thèse de Tanton, nous verrons seulement les explications qui en ont été données.

L'absence permanente est niée par certains auteurs, Litten entre autres, mais tous admettent la disparition transitoire ; les causes en seraient multiples d'après eux. Un souffle de faible intensité, reconnaissant pour cause une lésion minime et une régurgitation faible peut ainsi passer inaperçu et même disparaître complètement comme l'a montré Timofejew dans la position couchée, mais, dans ce cas, l'auscultation rétro-sternale comme l'a décrite Boy-Tessier, la position d'Azoulay, ou l'auscultation après un effort et dans la position verticale comme la pratiquent MM. Tripier et Devic seront successivement essayées pour accuser les signes ou les rendre mieux susceptibles. En cas d'absence complète du souffle, une défaillance de la paroi musculaire serait en cause pour Lobentein ; d'autres ont incriminé des lésions extracardiaques, la péricardite comme Gairdner, constaté la coexistence de tachychardie capable de rendre impossible la constatation du souffle ou admis la rétrocession des lésions comme Boyd, ce qui est au moins encore à prouver. Mais les grandes causes de cette disparition du souffle, d'après ce que nous savons de la physiologie pathologique des lésions valvulaires, semble résider ailleurs dans la disparition de la sténose indispensable à la production des souffles ou dans celle des différences de pression intra-aortique et intra-abdominale tout aussi nécessaire.

Les expériences de Rosenbach ont bien démontré

l'influence de la sténose et permis de conclure cette idée qui étonne au premier abord, que l'intensité du souffle est inversement proportionnelle au degré de la lésion. Pour ce qui est de la différence des pressions, dans les différents points de l'appareil cardio-valvulaire, deux causes sont susceptibles de les modifier, l'énergie du myocarde et la coexistence d'autres lésions valvulaires ; on comprend aisément qu'une faible contraction cardiaque, une sténose aortique ou une insuffisance mitrale soient tout autant de facteurs abaissant forcément la pression intra-aortique et, de ce fait, atténuant le souffle en diminuant la régurgitation intraventriculaire.

Tous les auteurs n'admettent cependant pas à la lettre ces deux explications, et M. le professeur Tripier combat les idées de Leube en affirmant qu'il n'a jamais rencontré des valvules tellement effacées et créant une telle insuffisance que le souffle n'ait pu se produire.

L'accord n'est pas encore fait sur ce point de pathogénie, les uns tenant pour une insuffisance faible, les autres pour une lésion très avancée ; quoi qu'il en soit, l'insuffisance sans souffle existe et son diagnostic est des plus difficiles, sinon impossible. Le choc en dôme se produit-il ici et peut-il nous être de quelque utilité pour asseoir notre opinion ? M. Tanton avait répondu par l'affirmative et en avait donné comme preuve les observations que nous résumons.

Il disait même reconnaître au choc en dôme une supériorité sur le souffle diastolique, par ce fait que dans les lésions combinées des orifices valvulaires, et celles, notamment, qui, comme la sténose aortique, atténuent ou font disparaître les signes périphériques, le signe de Bard conserve toute sa valeur. On a vu que M. Bard lui-même avait admis *l'opinion contraire*, à la suite de l'observation II.

Quant aux observations apportées, on remarque que la première (obs. XVII), la seule où le dôme soit bien décrit, est restée sans vérification anatomique.

Dans les deux autres où l'autopsie a eu lieu, le choc en dôme ne nous apparaît pas nettement ; dans l'observation XVIII il y a en effet simple mention du choc en dôme sans que la recherche para-apexienne ait été pratiquée, dans celle portant le numéro XIX le choc est dit exagéré, bien perçu, légèrement étalé, mais sans former cependant de dôme élargi ; c'est on le voit des descriptions insuffisantes pour affirmer le dôme si l'on s'en tient aux dernières recommandations de M. Bard.

En admettant même que ce dôme ait été plus net et eût permis de poser un diagnostic, la preuve ne serait point faite par cela même. Nulle part, en effet, dans les deux relations qu'on donne comme preuves avec examen anatomique ne sont en effet signalées les conditions dans lesquelles cet examen a été pratiqué ; or, on l'a vu les causes d'erreur sont appréciables et rien ne s'oppose ici à cette idée que les sigmoïdes aortiques ont pu laisser passer le liquide par le fait d'une pression insuffisante et incapable d'amener comme physiologiquement leur parfaite juxtaposition, l'observation XVIII qui note un *écoulement par défaut d'adossement central* est même toute en faveur de cette idée.

Si l'on veut remarquer en outre que, de ces deux

malades, l'un présentait l'éclat métallique du 2ᵉ bruit à
la base, ce qui est un signe de pseudo-insuffisance, que
l'autre montrait à l'examen *post mortem* des valvules
minces, transparentes, à peu près normales, amenant à
conclure à une insuffisance fonctionnelle, modalité discutable et que nous repoussons après MM. Tripier et
Devic, on conviendra qu'il n'est pas le moins du monde
certain qu'on ait eu affaire ici à deux insuffisances
vraies.

Il n'y a donc pas lieu de faire du signe de Bard le
succédané du souffle diastolique absent tant qu'on
n'aura pas de nouvelles preuves.

*
* *

Litten quand il repoussait la possibilité d'une absence
permanente du souffle diastolique dans la maladie de
Corrigan, ne pouvait cependant nier des faits évidents
où cette disparition se rencontre. Il était ainsi amené à
l'hypothèse de la *pseudo-insuffisance aortique* souvent vérifiée depuis la description qu'il en fit en 1894.

La nouvelle entité morbide nette et bien définie permet d'observer sur un cœur trouvé normal à l'autopsie
et à sigmoïdes absolument saines, tout le syndrome périphérique de l'insuffisance aortique en même temps
qu'une absence de souffle remplacé ici par un éclat
métallique du 2ᵉ bruit à l'auscultation de la base.

Pour Litten l'absence du souffle est le caractère distinctif de la fausse insuffisance et le diagnostic différentiel est tout entier dans sa constatation. Pour Barié,
au contraire, le souffle est loin d'être exceptionnel, mais

c'est toujours un souffle extra-cardiaque, veineux ou cardio-pulmonaire produit quelquefois par les sigmoïdes pulmonaires, jamais par la valvule aortique. On peut donc diagnostiquer la pseudo-insuffisance aortique soit par le syndrome périphérique seul soit par ce syndrome doublé d'un souffle anorganique.

L'ancienne insuffisance *relative ou fonctionnelle*, sans lésion anatomique par conséquent existe-t-elle et, en ce cas quels rapports la lient avec la pseudo-insuffisance ?

Admise par Corrigan qui écrivait : « Les valvules sans aucune lésion organique peuvent être rendues inaptes à leur fonction par la dilatation de l'orifice aortique tel qu'on l'observe dans l'anévrisme ou dans cette dilatation voisine de la courbure de l'aorte qu'on observe fréquemment chez les personnes âgées », l'insuffisance fonctionnelle ou relative comme on l'appelait alors fut contestée par Charcelay. Tour à tour admise par Aran et Bouveret et niée par Friedreich, Peter, Potain, Barié, elle donna lieu à d'interminables discussions qu'on trouvera résumées dans la thèse de Serullaz (Lyon, 1893) et le travail de Julia qui obtint en 1896 le prix Corvisart.

Sans admettre avec Barié que l'anneau aortique est inextensible, le contraire est maintenant prouvé, nous pensons avec Potain et MM. Tripier et Devic que l'insuffisance purement fonctionnelle est à rejeter, parce qu'on ne peut jamais avoir la preuve anatomique de son existence et que, de l'avis de ces derniers, les valvules saines se distendent toujours suffisamment pour obturer complètement l'orifice aortique.

MM. Bard et Serullaz, qui l'admettent, sont obligés pour cela d'invoquer une lésion légère des valvules, une simple soudure de leurs angles les empêchant de suivre dans sa dilatation leur anneau d'insertion forcé par la tension intra-aortique. Mais, en ce cas, l'insuffisance n'est plus fonctionnelle ; elle est secondaire à un rétrécissement et la preuve n'est plus faite de l'existence de cette forme clinique.

Ainsi donc, pour M. Bard lui-même, l'insuffisance primitive, sans aucune lésion antérieure, n'existe pas ; il est, par conséquent, inutile de le suivre dans une étude un peu hâtive, où il fait du choc en dôme *le seul signe* de diagnostic différentiel entre l'insuffisance fonctionnelle et la pseudo-insuffisance, la première de ces deux affections restant encore à prouver.

Le syndrome de Litten ou de la pseudo-insuffisance aortique se rencontrera dans toutes les affections susceptibles de donner l'onde pulsatile rapide et élevée qui est à la base de tous les signes périphériques de la maladie de Corrigan ; l'anémie, le saturnisme, l'athérome, certaines maladies fébriles paralysant la musculature artérielle, les névropathies que Darne appelait les *neurasthénies* pulsatiles, et que M. Bard range sous le nom d'*aortisme nerveux* et de *macrosphygmie*, en sont les causes le plus souvent rencontrées. Agissant soit sur le cœur, dont elles augmentent et brusquent les contractions, soit sur le système artériel, qu'elles rendent inextensible, elles produisent ces battements artériels visibles à distance, ce pouls bondissant et tellement analogue à celui de Corrigan qu'on les confond, donnant même à l'occasion le pouls capillaire et le double souffle crural — ce qui achève la ressemblance et rend impossible toute distinction.

Pour Furbimger, Litten, von Weismar, le diagnostic de pseudo-insuffisance ne peul être, en effet, que probable, jamais absolu ; la dicrotisme du pouls n'est pas le fait seulement de l'insuffisance aortique, il apparÂtient aussi aux affections fébriles et ne peut réaliser l'espérance qu'on avait conçue d'en faire un élément de diagnostic pour le cas actuel.

Le choc en dôme serait, pour M. Tanton, le seul à permettre cette différenciation mal aisée, élant le seul à ne jamais faire défaut. Il consacre à la preuve de cette idée les 7 observations qui terminent sa thèse et vont de XV à XXI.

Dans ce nombre, 2 seulement sont avec autopsie ; nous les reproduisons pour les discuter. Dans la première, on est loin de la précision de diagnoslic que nous assure l'auteur avec le signe du dôme, puisqu'on note comme *probable* une insuffisance aortique que rien ne révélait à l'autopsie ; l'absence de souffle diastolique eût dû cependant mettre en garde contre cette interprétation. Le choc en dôme n'est d'ailleurs pas noté ici à l'examen du cœur et cette observation ne peut sur aucun point être donnée comme probante. La seconde, publiée par M. Bonnet dans le *Lyon-Médical* satisfait beaucoup mieux. Encore y a-t-il lieu de remarquer qu'ici comme dans les autres cas, non vérifiés anatomiquement, on note toujours à côté du dôme les vibrations valvulaires ; on dit. d'ailleurs, dans le texte, qu'une vibration valvulaire intense, caractéristique du cœur nerveux, hyperkinétique, se rencontre souvent dans l'insuffisance aortique, ce qui suffit à faire croire que la recherche des vibrations valvulaires a servi autant, sinon plus, que celle du dôme, à poser le diagnostic. Cette façon de faire, où les deux recherches se complètent l'une l'autre, n'a d'ailleurs rien d'irratio- nel, puisque les cas de pseudo-insuffisance nerveuse, qui sont nombreux, rentrent dans la classe des affec- tions que la vibration valvulaire permet d'apprécier, mais le choc en dôme n'est plus ici le seul élément de diagnostic, et c'est par là surtout que notre opinion diffère de celle de M. Tanton.

OBSERVATION XVII

(Observation IX de la thèse de M. Tanton. 3.333 de la collection de M. Bard).

M. soixante-neuf ans, tailleur. Entré le 27 avril.

Rien à signaler dans les antécédents héréditaires.

Personnellement, hémorroïdes en 1860, pleurésie gauche en 1875, actuellement amaigrissement considérable, ulcération anale serpigineuse banale amenant des douleurs de défécation.

Pas de symptômes fonctionnels.

Rien à noter aux poumons.

Au cœur, rythme normal.

La pointe bat dans le 5e espace donnant un choc en dôme.

Souffle extra-cardiaque intermittent, systolique et à la pointe.

On ne perçoit rien à l'auscultation des sigmoïdes aortiques.

Pouls bondissant.

Pendant le séjour :

Le 28 avril, faux pas du cœur, mais isolés et exceptionnels, choc de la pointe énergique, progressif, bien circonscrit.

On ne sent pas de vibration mitrale.

On ne perçoit aucun bruit par l'auscultation de la base.

A la pointe, le premier bruit est sourd, sans vibration.

Le deuxième est bref, clair, non soufflant.

Pas de retard carotidien.

Radiales dures, ne s'écrasant pas à la pression, présentant les caractères atténués du pouls de Corrigan.

Double souffle de Durozier. Pas de pouls capillaire unguéal.

Le 19 mai, on perçoit très bien le choc en dôme qui est étroit (2 centimètres de diamètre environ), progressif, sans brusquerie.

Pas de vibration mitrale, pas de vibration diastolique.

Le premier bruit est toujours sourd, le second est plus net.

A la base, sur le bord gauche du sternum, le second bruit est bien perçu bref, mais en descendant vers la pointe, il devient soufflant.

Le pouls très ample se rattache nettement au pouls de Corrigan.

L'auscultation de la fémorale ne fait entendre que le souffle systolique et à peine.

Le 6 juin, toujours le même dôme bien circonscrit.

Légère vibration diastolique perçue seulement à la pointe.

A l'auscultation pas de souffle.

Les deux pouls radiaux sont égaux, amples, de très forte tension.

A la fémorale, souffle diastolique peu perceptible.

Pouls capillaire peu net. Pas de retard carotidien.

Le soulèvement de la pointe a un aspect globuleux à l'inspection.

Tension élevée au sphygmomanomètre.

Le malade quitte le service le 20 juin.

OBSERVATION XVIII

(Observation X de la thèse de M. Tanton, n° 3349 de la collection de M. le professeur Bard.)

B. F., chiffonnier.

Pas d'antécédents héréditaires. Personnellement, acoolisme.

Le malade entre avec une toux opiniâtre et des douleurs musculaires, il est en outre très cachectique.

A l'examen on trouve : des radiales dures, sinueuses, non calcifiées, le pouls est plus ample que normalement, un souffle systolique très intense et facile à percevoir existe aux fémorales ; un souffle diastolique est douteux et, en tout cas, très faible.

Au cœur les pulsations sont régulières, tranquilles, la pointe bat dans le 5e espace, en dehors du mamelon elle est bien localisable, donne un dôme très net, mais peu appuyé. Très légère accentuation du choc épigastrique.

A l'auscultation, on trouve de l'éclat du second bruit, à la base sur le bord droit du sternum.

Nulle part de souffle véritable.

Submatité aortique sous-sternale ; on ne sent pas l'aorte dans le creux sus-claviculaire. Pas d'arythmie. Pas de dyspnée.

Autopsie. — Le cœur est un peu hypertrophié, pèse 400 grammes, son hypertrophie portant surtout sur le ventricule gauche.

Le myocarde est normal et les autres orifices sont sains, mais à l'épreuve de l'eau, on a pour l'orifice aortique une insuffisance très nette ; le liquide s'écoule lentement par *suite du défaut d'adossement complet à la partie centrale.*

Pas de rétrécissement de l'orifice qui est dilaté à 9 centimètres.

Sigmoïdes minces, transparentes à peu près normales.

Quelques perforations des bords libres.

Pas de soudure des angles, l'insuffisance paraissant le fait de la dilatation de l'orifice.

Aorte dilatée, surtout au niveau de la crosse.

Plaques d'endartérite-exulcérées, non calcifiées.

Coronaires perméables.

OBSERVATION XIX

(Observation XI de la thèse de M. Tanton).
(Observation 3312 de la collection de M. le professeur Bard).

M.. , terrassier, cinquante ans, entre le 27 mars 1896.

Rien dans les antécédents héréditaires.

Personnellement. Impaludisme en 1865. Syphilis en 1874. Alcoolisme à l'entrée, perte graduelle des forces, débilité, amaigrissement.

Il éprouve parfois des suffocations la nuit avec douleur rétrosternale et constriction.

Ni expectoration ni toux.

Douleurs épigastriques deux heures après les repas sans autres symptômes digestifs.

Au cœur, la pointe bat dans le cinquième espace sur la ligne mamelonnaire.

Rien d'anormal à la base. Au foyer tricuspidien claquement valvulaire très bref après le premier bruit, qui est précédé d'un son clair présystolique.

Matité aortique déborde le sternum; on ne sent pas l'aorte derrière la fourchette sternale.

Rythme régulier, pouls à faible tension, pas d'athérome.

1er avril. — Souffle diastolique doux, aspiratif à l'appendice xiphoïde.

Retard carotidien et souffle de Durozier nets.

Pouls de Corrigan atténué mais pas de pouls capillaire.

26 avril. — Examen portant sur l'appareil respiratoire seulement.

12 mai.—Battements du cœur réguliers, augmentés d'énergie, prédominants aux creux épigastriques. Le choc de la pointe est exagéré, bien perçu, legèrement étalé, sous forme cependant de dôme élargi. Pas de souffle, le deuxième bruit est éclatant sans que le claquement diastolique soit perçu à la palpation.

Pouls radial avec les mêmes caractères.

Dans le deuxième espace, sur le bord droit du sternum, on perçoit un souffle systolique très court, très léger, ronflant, qui se propage vers la clavicule et dans les vaisseaux du cou, le souffle est léger, plus net dans le deuxième espace vers la clavicule et même au-dessus d'elle que dans son foyer de production.

Mort dans un accès d'angine de poitrine.

Autopsie. — Le cœur est augmenté de volume, plus dilaté qu'hypertrophié, la dilatation portant surtout sur le cœur droit. Dilatation globuleuse de la pointe, peu marquée extérieurement mais nette à l'ouverture. Valvule mitrale normale.

L'épreuve de l'eau révèle une très légère insuffisance aortique due à une fente linéaire persistant entre les deux moitiés correspondantes des deux valvules postérieures alors que l'adossement est parfait ailleurs. Valvules un peu épaissies, à bords indurés avec petite végétation sur un des bords. Pas de rétrécissement ni de soudure des angles des valvules. Aorte athéromateuse.

OBSERVATION XX

(Nº XVII, thèse de M. Tanton, 2192
collection de M. le professeur Bard).

M... Jean, quarante-six ans, corroyeur, entre le 25 janvier 1893.

Rien dans les antécédents héréditaires.

Antécédents personnels. Habitudes alcooliques.

Il y a quatre à cinq mois, hématémèse accompagnée de douleurs épigastriques irradiées à l'abdomen, survenue à la suite de toux et suivie d'épistaxis nombreux pendant quinze jours environ.

Persistance de la toux qui amène des vomissements. Amaigrissement.

Dyspnée assez vive. Expectoration avec filets de sang.

Etat actuel : Etat général assez bon.

Le foie est augmenté de volume, descend à trois travers de doigt au-dessus de l'ombilic.

Région sous-ombilicale souple. Sonorité gastrique sur les côtés, la matité hépatique occupant tout l'épigastre.

La pointe du cœur se localise nettement dans le cinquième espace.

Les battements sont réguliers, un peu brusques.

Les bruits intenses et assez clairs. Le deuxième bruit est exagéré dans le troisième espace sur le bord gauche du sternum. Le premier bruit est le siège à la pointe d'un souffle systolique doux, très variable d'intensité, quelquefois assez prolongé, présentant nettement son maximum au siège même de la pointe. En se rapprochant de l'épigastre, le premier bruit n'est pas soufflant et tend à se dédoubler.

Rien à signaler à l'appareil respiratoire.

Les veines du cou sont dilatées, mais ne sont apparentes que par la compression ou au moment de la toux.

Pas de pouls veineux mais battements au niveau du golfe des jugulaires, à droite en nombre double des battements cardiaques.

L'œdème des membres inférieurs et de l'abdomen, d'abord très marqué, a disparu.

Au niveau du choc de la pointe le soulèvement est nettement systolique, en dehors de la ligne mamelonnaire mais en même temps il se produit une dépression systolique dans le même espace et un peu en dedans de lui.

Le souffle de la pointe est non seulement variable d'intensité, mais même de temps, tantôt il paraît franchement systolique, tantôt il occupe le grand silence.

Les bruits clairs à la base restent intenses, mais assourdis à la pointe.

15 février. — Souffle léger, franchement systolique, présentant son maximum dans le troisième espace, sur le bord gauche du sternum.

Pas de retard carotidien, deuxième bruit sourd mais nullement soufflant.

Le double souffle de Durozier est léger, inconstant, à peine renforcé par la position d'Aroulay.

2 mars. — Battements du cœur réguliers, d'énergie à peu près normale.

Les souffles constatés sont très variables et sans rien de caractéristique. Le malade quitte l'hôpital.

Nouveau séjour en 1894. Le malade, entre le 18 octobre, A l'entrée, même localisation du choc de la pointe.

Souffle systolique, propagé partout.

Teinte ictérique.

Battements du cœur réguliers et tranquilles avec un souffle systolique doux, d'intensité variable, s'entendant dans toute la région précordiale, un peu en retard sur la systole et s'appuyant sur le second temps, prédominant dans le troisième espace à gauche et influencé par la respiration.

Le second temps présente un bruit sourd, intense, sans souffle.

Bruits assourdis à la pointe.

Pouls de Corrigan très accusé.

Souffle de Durozier léger et difficile à percevoir.

Veines du cou très développées, sans pouls veineux.

24 novembre. — Pas de souffle diastolique, pas de battements épigastriques.

Les autres symptomes sont les mêmes.

12 janvier. — Augmentation de la matière cardiaque.

La pointe bien localisée dans le troisième espace donne une impulsion énergique arrondie au même point, à la pulsation et au doigt.

L'inspection révèle un mouvement d'ondulation dans le cinquième espace et une dépression systolique sur la ligne mamelonnaire. le soulèvement systolique est moins marqué en dehors d'elle, à l'extrémité de la pointe.

Souffle de Durozier souvent facile à percevoir.

Pouls unguéal peu accusé.

A l'auscultation du cœur, souffle systolique intense, mais court et un peu en retard sur la systole, localisé à gauche du sternum, espaces trois et quatre.

Deuxième bruit exagéré, sourd, un peu soufflant dans la position relevée.

Pouls radiaux, synchrones et d'amplitude égale.

Autopsie. — (1ᵉʳ juin). — Cœur augmenté de volume.

Ni épanchement, ni adhérences au péricarde.

Hypertrophie et dilatations à peu près égales prédominant sur le cœur gauche.

Valvules auriculo-ventriculaires normales.

L'aorte n'est pas dilatée, mais il y a un degré modéré de périartite.

La face interne présente des plaques inflammatoires très nettes, isolées, non calcifiées.

Coronaires normales.

Les valvules sigmoïdes ne sont pas intéressées, l'épreuve de l'eau ne révèle aucune insuffisance.

OBSERVATION XXI

(*In* thèse Tanton XVIII, Bonnet, *Lyon médical.*)

J. D..., quarante-sept ans, tailleur; entré le 14 avril 1897. Mort le 12 juin.

Père mort d'une hernie étranglée à soixante-neuf ans, mère morte de douleurs rhumatismales à quarante-huit ans. Six frères ou sœurs. Trois sont morts de convulsions, les trois autres se portent bien.

Marié à vingt-sept ans, il a eu huit enfants : deux sont morts, l'un à huit jours, l'autre à deux mois d'affections indéterminées, tous deux avaient eu des convulsions. Six enfants actuellement bien portants. Sa femme a eu deux fausses couches, la première (deuxième grossesse) à cinq mois, la seconde (troisième grossesse) à trois mois.

Convulsions dans l'enfance. Dysenterie au régiment en 1886.

Pas d'autre maladie antérieure, ni syphilis, ni rhumatisme.

Alcoolisme très marqué, jusqu'à il y a huit mois.

A l'entrée on constate un souffle diastolique très net, pouls bondissant. pouls capillaire, double souffle de Durozier. Rien aux poumons. Pas d'albumine dans les urines.

1ᵉʳ mai. — L'état du malade est absolument stationnaire depuis son entrée, l'état général est excellent, il a de l'embonpoint, l'appétit est conservé, pas de troubles de la déglutition.

Pas d'œdème, pas de dyspnée notable, pas de toux, la voix est normale, sans cornage, pas de phénomènes asystoliques.

Rien d'anormal à l'auscultation du poumon. La matité hépatique atteint à peine le rebord des fausses côtes.

Les artères présentent les caractères très accusés du *pouls de Corrigan*, toutefois on n'y détermine qu'avec peine des *frémissements* peu marqués. *Battements* des collatérales des doigts, *pouls capillaire.*

A la fémorale, *souffle de Durozier* très intense et très facile à percevoir. Battements très accusés de l'aorte dans le creux sus-sternal.

La matité cardiaque absolue est assez étendue à la région moyenne, remonte jusqu'à la deuxième côte, à gauche du sternum, mais descend peu au-dessous du mamelon.

A la palpation, on sent faiblement la vibration, pas du tout le choc musculaire, on ne perçoit pas la pointe, même au doigt. Pas de vibration diastolique. Pas de battements épigastriques. Dans les deuxième et troisième espaces sur le bord gauche et dans la région adjacente du sternum, on perçoit faiblement une expansion systolique profonde.

A l'auscultation, souffle systolique léger, un peu variable, pas très constant, sur la ligne médiane et à droite du sternum. *Souffle diastolique très accusé*, un peu variable, prolongé sur le bord gauche du sternum.

Dans le dos, on ne perçoit pas nettement les battements du cœur dans la région gauche du thorax. On perçoit un ton systolique très accusé sur le bord gauche de la colonne vertébrale, en dedans de l'omoplate, mais sans souffle.

Le pouls radial droit est un peu plus ample que le gauche. La tension est forte et marquée, 22 à 23 au sphygmomanomètre de Potain, 10 à 19 à celui de Chéron.

Pendant son séjour le malade émet des crachats sanglants sans que l'on trouve de signe d'affection primitive du poumon.

Le souffle diastolique et le tracé sphygmographique sont très nets, mais on ne sent toujours pas le choc de la pointe.

Vers le 18 mai s'installent des complications urinaires pendant lesquelles le souffle diastolique disparaît, tous les autres signes restant les mêmes ; la température oscille entre 38 et 39 degrés et le malade meurt le 12 juin emporté par des accidents pulmonaires et cardiaques.

Autopsie le 14 juin. — Les reins très volumineux et entourés d'une gangue de tissu cellulaire induré qui leur adhère, présentent à leur surface de petits abcès faisant saillie ; à la coupe on trouve dans leur intérieur de très nombreux abcès du volume d'un pois ou d'une noisette. Il y a du pus dans les calices et les bassinets.

Le foie ne présente rien à noter, non plus que la rate.

Au poumons, à droite, atélectasie et carnification du lobe moyen et des deux tiers supérieurs du lobe inférieur. A gauche, atélectasie portant sur toute la hauteur du lobe infé-rieur, mais respectant les parties antérieures. Pas d'épanchement pleural.

Le cœur (510 gr.) est un peu augmenté de volume, mais cette augmentation ne s'accompagne pas de dilatation de la pointe. L'épreuve de l'eau montre l'*absence d'insuffisance aortique;* l'exploration au doigt et l'inspection après l'ouverture montrent également l'*intégrité des valvules* qui ne présentent aucune végétation, aucune soudure des angles, aucun épaississement et même pas d'état fenêtré.

L'aorte thoracique est le siège dans toute son étendue d'un état inflammatoire très accusé; la tunique interne est épaisse, irrégulière, valonnée, sans plaques calcaires; pas d'anévrisme; le calibre est peu augmenté, uniforme.

A l'origine de l'aorte ascendante la lésion atteint son maximum; peu au-dessus de l'orifice aortique, zone d'un travers de doigt déprimée, jaunâtre, limitée au-dessus par un bourrelet annulaire constituant un léger rétrécissement sus-aortique. En bas, la lésion

s'arrête dans le fond des nids valvulaires par un bourrelet saillant.
Les orifices des coronaires sont rétrécis par l'endaortite : celui
de l'antérieure est réduit à 2 millimètres de diamètre, tout en
restant très apparent. Au milieu de cette zone, à 8 millimètres
au-dessus du bord libre des valvules, existe sur la paroi droite
de l'aorte une petite saillie semi-lunaire de 2 millimètres de
haut, rigide, blanche, saillante, occupant environ le tiers de la
circonférence.

V

L'insuffisance aortique est de toutes les cardiopathies
valvulaires celle dont les symptômes sont les plus nets
et les plus caractéristiques ; la valeur du signe de Bard
sera donc fixée par la place qu'il occupe dans ce cortège
symptomatique et devra être déduite d'une étude comparative du syndrome tout entier.

L'affection qui nous occupe sera pour cela envi-
sagée aux trois périodes distinctes qui marquent son
évolution. Dans la première, la lésion bien compensée
ne donne lieu à aucun symptôme fonctionnel qui
attire l'attention et doit être recherchée avec soin.
Dans la seconde, ces symptômes ont apparu et le
simple aspect du malade met sur la voie du diagnostic mais la confirmation en doit toujours être
demandée aux signes physiques, enfin à la troisième
période le cœur a cédé et le malade tourne à l'hyposystolie ou à l'asystolie : les symptômes fonctionnels se
confondent alors avec ceux de toute autre affection
valvulaire ; ils n'ont plus rien de caractéristique mais à
leur tour dominent la scène morbide faisant disparaître

les signes physiques et rendant tout diagnostic imposble.

Quelle que soit la période où on les envisage, les symptômes fonctionnels n'ont que peu de valeur si l'on remarque qu'au début ils n'existent pas et qu'ensuite ils demandent à être confirmés ou alors n'ont rien que de très banal. Nous les laisserons de côté pour ne discuter que les symptômes physiques.

Ils sont eux-mêmes partagés en deux groupes, les *signes cardiaques et les signes artériels*, sans qu'il y ait grande distinction à faire suivant qu'il s'agit de maladie de Corrigan ou de maladie de Hogdson ; cette dernière, cependant, atténue d'une façon générale tous les signes périphériques par la diminution de l'élasticité artérielle, exception faite, toutefois, pour la danse des artères qui est au contraire exagérée.

Le syndrome cardiaque se résume en ceci : l'insuffisance des sygmoïdes aortiques permet de constater à leur foyer un *souffle diastolique* doux et aspiratif. Les autres symptômes sont moins caractéristiques et la voussure de la région précordiale, l'augmentation de la matité cardiaque, la déviation du siège de la pointe et l'intensité accrue des battements, si elles indiquent une hypertrophie viscérale, n'en donnent pas la cause ; le souffle, au contraire, s'il est bien localisé dans l'espace et dans le temps est pathognomonique, bien qu'il soit inconstant.

Le souffle de l'insuffisance sera différencié des autres souffles extra-cardiaques ou valvulaires par son caractère diastolique qu'explique le reflux du sang dans le ventricule entrant en diastole, par le siège de son in-

tensité maxima et la propagation qui lui est habituelle.
L'intensité maxima sera trouvée au lieu même de production, c'est-à-dire à la base, sous le bord droit du sternum, à hauteur du troisième cartilage costal; quant à la
propagation, si elle se fait d'ordinaire le long de ce
même bord droit par la régression verticale de l'ondée
sanguine, rien d'impossible à ce qu'elle devienne trans-
versale, coupant même le sternum à angle droit, la
direction du reflux étant alors commandée par la dis-
position oblique du pertuis que laissent entre elles les
sigmoïdes insuffisantes. L'intensité, la rudesse, la tona-
lité aiguë du souffle ne sont nullement comme on l'a
vu en rapport direct avec le degré d'insuffisance.

Le souffle pourra se compliquer d'autres bruits
surajoutés, comme l'ont montré M. Weill, Saint-Cyr
de Montlaur et Lespérance; le roulement présystolique et le souffle systolique sont fréquents et rendent
difficile l'appréciation des caractères propres au souffle
d'insuffisance, mais une fois ces caractères bien pré-
cisés, on peut, s'ils concordent avec les conditions ci-
dessus, affirmer la lésion des sigmoïdes. Le choc en
dôme est loin d'être aussi pathognomonique, et c'est
obligé; au lieu d'être un symptôme direct, découlant
forcément de ce que l'on sait de la physiologie pathologique des courants dans l'arbre artériel, comme l'est
le souffle, ce n'est qu'un signe de seconde main,
pourrait-on dire, laissant entre la lésion et lui un
intermédiaire, l'hypertrophie cardiaque. L'existence de
cette lésion interposée entre le signe et son facteur
primitif explique tout à la fois le caractère moins
pathognomonique du dôme et son inconstance plus

grande. Les cas peu nombreux, d'ailleurs, d'insuffisance de Fürbringer, mis à part, les cliniciens s'accor-
dent à trouver toujours le souffle diastolique, il
disparaît le dernier devant les poussées asystoliques et
personne ne conteste, que dès qu'une fuite appréciable
est possible à travers les valvules, il est le plus souvent
là pour en informer. Combien le dôme est loin de cette
précision avec son apparition tardive et secondaire à la
dilation hypertrophique!

Il n'y a qu'un point sur lequel le dôme puisse être
mis en parallèle avec le souffle, celui de sa facilité de
perception ; alors qu'il suffit pour le premier d'appliquer la main sur la poitrine et de l'avoir ressenti une
seule fois pour le retrouver et l'affirmer ; dans les cas
ordinaires, une analyse minutieuse de la sensation est
toujours nécessaire au second, mais elle est souvent
facile, toujours possible, et cette considération ne peut
suffire à faire déclasser le souffle diastolique qui doit
être tenu pour le premier signe d'insuffisance aortique. Que dans les cas difficiles où le rétrécissement
mitral complique l'insuffisance aortique, le choc en
dôme rende des services lorsqu'il existe, cela est incon-
testable, mais si l'on devait choisir à l'exclusion l'un de
l'autre, nul doute que la plus grande partie des praticiens ne conserve le souffle de préférence au signe de
Bard.

Entre les deux séries de symptômes se place, tenant
des uns et des autres, ceque MM. Tripier et Roque ont
décrit après Henderson sous le nom de *retard carotidien*, c'est le retard de la pulsation artérielle par rapport au choc systolique du cœur.

François Franck a montré dans ses recherches que c'était là une erreur d'interprétation et que le pouls dans l'insuffisance aortique avance au contraire sur le choc de la pointe, soit par suite de l'énergique propulsion de l'ondée sanguine dans un système artériel vide ou incomplètement rempli, soit par suite de la résistance moindre que rencontrerait cette ondée au niveau des sygmoïdes aortiques. M. le professeur Renaut, explique par un repérage-inexact du choc de la pointe ces interprétations contradictoires. Pour lui, ce que MM. Tripier et Roque avaient pris pour le choc de la pointe n'est qu'un choc diastolique intense qui est dû au reflux du sang dans le ventricule, se soutient pendant toute la présystole et en impose ainsi pour le début de la révolution cardiaque, mais ce n'est là qu'un faux départ auquel le départ réel est bien postérieur.

Le syndrome périphérique est un faisceau de preuves découlant toutes du caractère spécial de la pulsation artérielle et traduisant cette pulsation au dehors. Le tracé sphygmographique reproduit très nettement ces particularités du pouls ; il ne peut cependant faire faire seul le diagnostic, puisque l'anémie, la typhoïde, l'anévrisme de l'aorte peuvent le produire, et qu'il est même obtenu à volonté sur tous les sujets par un léger artifice qui consiste à se servir d'un sphygmographe à levier très sensible. Il n'en reste pas moins un indice de valeur pour le diagnostic, et son association à d'autres signes périphériques permet de confirmer ou d'infirmer l'idée qu'on avait eue à son simple aspect.

Le plus important et le plus vieux en date de tous les

symptômes artériels est le pouls de Corrigan ; c'est aussi le plus souvent retrouvé.

Lécut en avril 1832, dans le *Journal de médecine d'Edimbourg* où étaient signalés dans le même article le frémissement des carotides et le mouvement de pulsation et d'ondulation des artères de la tête, le pouls de l'insuffisance aortique y était si bien apprécié que depuis, tout comme l'affection dont il est le symptôme, il porta le nom de l'auteur qui l'avait signalé et fut appelé pouls de Corrigan.

Le médecin écossais avait trouvé la pulsation ample pleine et vibrante.

Stokes trouvait au pouls un caractère défaillant caractéristique, disait Hope, d'artères non remplies ; le pouls bondissant et dépressible qui rappelle, selon la comparaison d'Arau, la détente subite d'un ressort, était ainsi créé.

Germain Sée, étudiant beaucoup plus tard, le pouls de l'insuffisance, était frappé de la brusquerie et du peu de durée de la pulsation, la signalait et en donnait l'explication scientifique complétant l'expression maintenant courante de *pulsus altus et celer*.

Indépendamment du thrill systolique des artères entrevu dans la communication de Corrigan et très longuement étudié en 1896 par M. Cahuzac ; il est possible de constater, au niveau des gros troncs artériels, des modifications auditives créées par l'insuffisance. Durozier signala le premier, en 1861, sous la fémorale comprimée par le sthéthoscope, l'existence du double souffle qu'il appela intermittent crural et qui depuis porte son nom La pathogénie en fut discutée longtemps, car si le premier bruit est physiologique, le second est au contraire pathologique et d'origine diversement appréciée.

Expliqué au début par l'ondée rétrograde, il fut à la suite des travaux de Toussaint et Colrat regardé comme une exagération du dicrotisme. Potain a montré que cette interprétation des faits était fausse et le second souffle de la fémorale dû au reflux du sang par-dessous le bord du sthéthoscope.

Les causes de ce double souffle sont elles-mêmes mal connues ; la typhoïde, le rhumatisme articulaire aigü, la chlorose étaient autrefois soupçonnés de le produire ; dans sa thèse M. Tête estime que c'est là une erreur, qu'on a confondu jusqu'à ce jour des bruits veineux avec le souffle artériel et que le signe de Durozier est bien réservé à la seule insuffisance et à l'athéromasie.

Dans la constatation de ce symptôme, une certaine pression sur l'artère est nécessaire ; au cas où le stéthoscope ne la produirait pas, les phénomènes en seraient modifiés et l'on n'aurait plus au lieu du double souffle que le *doppel-ton* décrit par Skoda et Traube.

L'auscultation des vaisseaux d'un moindre calibre donne aussi une sensation différente, c'est le *pelsus sonans* de Ziemssen surtout recherché à l'arcade palmaire.

Les caractères de la pulsation artérielle se traduisent encore à la vue par des battements exagérés pour les grosses artères, par le pouls de Quincke et le signe de Müller pour les capillaires.

La danse des artères est le plus souvent retrouvée

aux carotides, cn raison de leur calibre, de leur situation superficielle et de leur proximité du centre de propulsion.

Elle est quelquefois telle, qu'elle soulève rythmiquement la région où le fait se produit, notamment à la tête, lorsqu'elle est en flexion, commé pendant la lecture, où à la jambe croisée sur le genoux opposé, comme dans la position assise, c'est ce que décrit Delpeuch sous le titre de signe de *Musset*.

Les battements artériels s'accompagnent, dès que l'affection est bien installée, de mouvements de reptation dus à l'augmentation en longueur des vaisseaux devenus sinueux par le fait de cette série ininterrompue de brusques différences de pression.

Sur les petites artères, les phénomènes visibles sont seuls perceptibles, l'appréciation par l'oreille ou le doigt étant devenue impossible.

Suivant la région, on a du pouls capillaire ou le signe de Frédérick Müller.

Le pouls capillaire qu'on recherche par la pression sur l'ongle, mais qu'on retrouve aussi au front ou à la rétine est caractérisé par des alternatives de pâleur et de coloration synchrones aux mouvements du cœur. Quincke, qui l'avait spécialement étudié, l'avait retrouvé dans beaucoup d'affections extra-cardiaques et lui accordait très peu de valeur diagnostique.

Le signe de Müller n'est autre que le pouls capillaire de la luette ; ici encore les alternatives de décoloration sont caractéristiques, mais doublées quelquefois des légers mouvements que permettent la mobilité de l'organe. Huchard a décrit les mêmes symptômes sous le

nom de pouls amygdalo-carotidien. On admet que si
ce sont là de bons signes, leur existence est trop
exceptionnelle pour leur donner l'importance qu'on
refuse aux autres phénomènes périphériques.

De tous ces symptômes un seul est à l'insufffsance
aortique dans le rapport de cause à effet, le souffle
diastolique de la base. Théoriquement il se retrouvera
toujours et est absolument pathognomonique; cliniquement, il faut compter avec les erreurs d'interprétation
possibles et avec les qualités individuelles ; il demande
donc parfois à être confirmépar quelque autre signe
ou même à être suppléé au cas d'une absence d'ailleurs exceptionnelle.

Tous les autres signes périphériques, y compris le choc
en dôme, sont l'effet de causes multiples, parfois extra-
cardiaques, maladies fébriles, athéromasie, intoxica-
tions diverses, parfois cardiaques, mais alors secondaires et sans relation absolue avec l'insuffisance. Il
n'est donc pas permis de prendre un seul de ces signes
pour établir un diagnostic, mais leur réunion sous
forme de syndrome complet peut être cliniquement
regardée comme caractéristique de la lésion sigmoïdienne, surtout s'il coexiste avec un souffle diastolique de la base.

Mis en opposisition avec les signes ci-dessus
décrits, le choc en dôme ne semble pas mériter
qu'on fonde sur lui aucune conviction ; considéré
comme un signe périphérique. il a la même valeur que
tous les autres, traduisant l'hypertrophie secondaire
comme le pouls de Corrigan ou celui de Quincke traduisent seuls les différences de tension intra-vasculaire.

CONCLUSIONS

I. Bien que riche de signes physiques pour le diagnostic de l'insuffisance aortique, la clinique n'a qu'à gagner à la recherche du choc en dôme renforçant ainsi d'une unité le faisceau symptomatique, base de sa conviction.

II. La constatation de ce signe est le résultat de la palpation large que l'on pratiquera systématiquement dans tout examen du cœur. On n'exagèrera ni sa facilité ni ses difficultés et on la tiendra pour nulle dès que la sensation sera peu nette et susceptible d'être confondue avec le choc globuleux large.

III. La présence du choc en dôme est loin d'être aussi constante dans l'insuffisance aortique que le voulait M. le professeur Bard dans cette affirmation : « Je l'ai trouvé dans tous les cas observés. » Nous avons montré que nombre de causes surajoutées et coexistantes sont susceptibles de le faire disparaître, et nous estimons qu'il fait défaut dans la moitié ou à peu près des cas d'insuffisance examinées sans que nous en puissions donner une preuve statistique.

IV. A s'en tenir à ce seul signe, on risquerait de commettre de grossières erreurs ; après avoir donné une première indication pour le diagnostic, il ne sera donc tenu que comme une confirmation d'autres symptômes.

V. Dans les insuffisances sans souffle et les pseudo-insuffisances, la conclusion de M. Tanton est acceptable quand il dit : « Le choc en dôme permet d'en préciser le diagnostic par sa présence dans le premier cas et son absence dans le second », mais il semble difficile d'aller plus loin et d'admettre que c'est là le seul signe différentiel de ces affections.

VI. Le choc en dôme de moindre valeur que le souffle diastolique n'est pas plus pathognomonique de l'insuffisance aortique que les autres signes périphériques de cette affection.

BIBLIOGRAPHIE

Aran, Archives générales de Médecine, 1842.

Bard, Revue de médecine, 1891.

— Lyon médical, 1893, 1896, 1897, 1900.

— Bulletin de la Société médicale des Hôpitaux de Lyon, n° 4.

Barié, Revue de médecine, 1881. — La vraie et les pseudo-insuffisances aortiques 1896.

— Archives générales de médecine, mars, avril, mai 1896.

Barjon, Société de médecine des Hôpitaux de Lyon, n° 2.

Bouchard, Communication à l'Académie des Sciences, mai 1897.

Bondet, Bulletin de la Société médicale des Hôpitaux de Lyon, n° 1.

Bonnel, Lyon médical 1897.

Cahuzac, Du thrill dans l'insuffisance aortique (th., Paris, 1896).

Cassan, Le rétrécissement mitral diagnostiqué par la palpation (thèse, Lyon 1896).

Caillet, Sur l'insuffisance aortique consécutive à l'athérome (thèse, Lyon 1896).

Chatin, in Bulletin de Société médicale des Hôpitaux de Lyon n° 2.

Cohen Solal, Insuffisance aortique et rétrécissement mitral combinés (th. Lyon, 1898).

Converse, Diagnostic différentiel et mécanisme du roulement présystolique dans l'insuffisance aortique. Paris, 1898.

Corrigan, Journal de médecine d'Edimbourg, 1832.

Debord, Modification de la circulation intra-cardiaque et artérielle de l'insuffisance aortique (thèse Paris, 1878).

Dreyfus, Ruptures valvulaires consécutives au traumatisme et à l'effort (thèse, Paris 1890).

Dupuis, Contribution à l'étude des ruptures valvulaires de l'aorte (thèse de Paris, 1901).

Dufour, Des insuffisances traumatiques (thèse Paris, 1896)

Durozier, Traité des maladies du cœur, 1821.

Fürbringer, Diagnostic des lésions valvulaires combinées. Berliner Klinisch Woschen Schrift, 1880.

Grasset, Maladies nerveuses, 1894.

Hope, Clinique,

Huchard, Cardiopathies valvulaires et cardiopathies artificielles. Revue de clinique et de thérapeutique, 1887.

Iankelevitsch, Maladie dite de Hogdson ou insuffisance aortique d'origine artérielle (thèse Montpellier, 1897).

Jacquet, Contribution à l'étude clinique de l'insuffisance aortique (thèse Paris, 1891).

Julen, Des insuffisances aortiques (thèse Paris, 1897).

Lespérance, Contribution à l'étude du souffle présystolique organique de l'insuffisance aortique. Paris, 1891.

Lefebvre, Essai sur l'insuffisance aortique chez les enfants. Paris, 1886

Mathieu, Du signe de Müller, dans le diagnostic de l'insuffisance aortique (thèse Paris, 1890).

Martius, Valeur diagnostique du choc cardiaque. Berl. Klin. Wochen., 1889.

Marqueyrol, Variétés et différentes modalités du souffle révélateur de l'insuffisance aortique. Lyon, 1896.

Merklen, Examen et sémiotique du cœur, collection Leauté, 1899.

— Article Cœur. Traité de médecine et de thérapeutique, 1899).

Mollard, Lyon Médical, 1900.

— Bulletin de la Société médicale des hôpitaux, n° 2.

Mordmann, Le cœur des tabétiques (thèse Paris, 1895).

Peter, Cliniques.

Potain, Cliniques de la Charité.

Petit, in Traité de médecine.

Raynaud, Article du dictionnaire Jaccoud.

Ruault, thèse de Paris, 1883.

Roque, Du retard carotidien dans l'insuffisance aortique (thèse
Lyon, 1886).
Serullaz, Contribution à l'étude de l'insuffisance aortique fonc-
tionnelle. Lyon, 1893.
Sylvestre, De la pseudo-hypertrophie cardiaque diagnostiquée
par la palpation large (thèse de Lyon, 1899).
Tanton, Du diagnostic des insuffisances sans souffle et pseudo-
insuffisances par le choc en dôme (thèse de Lyon, 1899).
Tête, Du double souffle intermittent crural dans le diagnostic
de l'insuffisance aortique (thèse de Lyon, 1897).
Raymond Tripier, Revue mensuelle de médecine et de chirurgie,
1871.
Tripier et Devic, in Traité de pathologie générale.
Dans la littérature allemande, de 1885 à 1900, travaux de Gut-
tmann, Leyden, Litten, Gerhardt, Lenhoff, Leyen, Von
Weismar.

TABLE

Lyon. — Imp. A. REY, 4, rue Gentil. — 30447